大型赛事活动
公共卫生保障指南

传染病防控分册

梁娴 王亮 鹿茸 主编

王瑶 杜训波 刘辉 戴映雪 孟建彤 副主编

U0384417

四川大学出版社
SICHUAN UNIVERSITY PRESS

图书在版编目（CIP）数据

大型赛事活动公共卫生保障指南. 传染病防控分册 / 梁娴，王亮，鹿茸主编. -- 成都：四川大学出版社，2024.9. -- ISBN 978-7-5690-7310-2

Ⅰ. R87-62

中国国家版本馆 CIP 数据核字第 2024AD3658 号

书　　名：大型赛事活动公共卫生保障指南：传染病防控分册
Daxing Saishi Huodong Gonggong Weisheng Baozhang Zhinan: Chuanranbing Fangkong Fence
主　　编：梁　娴　王　亮　鹿　茸

选题策划：许　奕
责任编辑：许　奕
责任校对：倪德君
装帧设计：胜翔设计
责任印制：李金兰

出版发行：四川大学出版社有限责任公司
　　　　　地址：成都市一环路南一段 24 号（610065）
　　　　　电话：（028）85408311（发行部）、85400276（总编室）
　　　　　电子邮箱：scupress@vip.163.com
　　　　　网址：https://press.scu.edu.cn
印前制作：四川胜翔数码印务设计有限公司
印刷装订：成都金龙印务有限责任公司

成品尺寸：148mm×210mm
印　　张：5.125
字　　数：136 千字

版　　次：2024 年 11 月 第 1 版
印　　次：2024 年 11 月 第 1 次印刷
定　　价：29.00 元

扫码获取数字资源

四川大学出版社
微信公众号

编委会

主　编　梁　娴　王　亮　鹿　茸

副主编　王　瑶　杜训波　刘　辉　戴映雪　孟建彤

参　编

周　蓉（成都市疾病预防控制中心）　　　蒋晓娟（成都市疾病预防控制中心）

速丽媛（成都市疾病预防控制中心）　　　于青松（成都市疾病预防控制中心）

冯　静（成都市疾病预防控制中心）　　　汪乐媛（成都市疾病预防控制中心）

龙　露（成都市疾病预防控制中心）　　　李晓静（锦江区疾病预防控制中心）

谢　利（成都市疾病预防控制中心）　　　黄彬彬（龙泉驿区疾病预防控制中心）

冯松颀（成都市疾病预防控制中心）　　　陈登瑜（龙泉驿区疾病预防控制中心）

曹文珮（成都市疾病预防控制中心）　　　温　雅（成华区疾病预防控制中心）

何大学（成都市疾病预防控制中心）　　　陈　阳（青羊区疾病预防控制中心）

何玉祥（成都市疾病预防控制中心）　　　郑森平（武侯区疾病预防控制中心）

车鑫垚（成都市疾病预防控制中心）　　　袁　潇（武侯区疾病预防控制中心）

黎珉婧（成都市疾病预防控制中心）　　　朱蕾郦（金牛区疾病预防控制中心）

罗　进（成都市疾病预防控制中心）　　　彭　媛（成都市郫都区德源街道社区
　　　　　　　　　　　　　　　　　　　　　　　卫生服务中心）

序

　　成都大运会是全球新型冠状病毒感染
疫情尚未结束时，我国对新型冠状病毒感
染疫情实施"乙类乙管"政策后开放办赛
的世界综合性体育盛事。

　　为做好成都大运会的公共卫生保障工
作，成都市按照"赛前－赛中－赛后"不
同阶段制定了保障措施。赛前按照"常
态、应急、极端"3种不同场景，编制了
49个疫情防控工作方案和十大类技术处置
指南，做好全面准备。赛中通过专家会商
研判、现场督导、督促整改、回头看等闭
环工作流程，落实多点监测、风险研判、
应对处置及病媒生物防制措施。赛后持续
落实监测、消杀等重点防控措施。本书系
统梳理和总结了成都大运会期间的公共卫

生保障工作模式、标准流程、技术方案、规范指南等。

在筹备成都大运会的过程中，成都市始终将传染病防控作为确保赛事安全的关键，坚持做最充分的准备。通过"输入侧－赛事侧－城市侧"一体化防控策略，创新了"灵敏监测、科学评估、快速处置"的防控模式，实现了多方协同、统筹联动，确保了传染病防控形势的平稳和有序处置。值得欣慰的是，成都大运会举办期间，传染病形势平稳，处置有序，未发生续发病例，未出现聚集性疫情，所有赛事正常举办，赛事保障任务圆满完成。

基于成都大运会的公共卫生保障实践和成功经验，成都市疾病预防控制中心牵头撰写了本书，旨在为未来的赛事组织者、公共卫生专家以及所有关心大型赛事活动公共卫生安全的读者提供借鉴和参考。

我诚挚地希望，通过本书读者能够更深入地理解大型赛事活动公共卫生保障的重要性，以及如何有效地应对和预防可能的公共卫生风险。让我们一起探索、学习和成长，为未来的每一次大型赛事活动保驾护航。

杨维中

2024 年 11 月

前言

　　世界大学生运动会（简称大运会）与奥运会、世界运动会并列为世界三大综合性体育赛事，素有"小奥运会"之称。大运会始办于1959年，首届在意大利都灵举办，其前身为国际大学生运动会，至成都大运会举办前已举办30届。

　　成都大运会原计划于2021年举办，因全球新型冠状病毒感染疫情等因素影响，经历两次延期，最终确定于2023年7月28日至8月8日举办。成都大运会具有特殊的意义，它是党的二十大胜利召开以来国内举办的首个世界级大型体育赛事，是西部地区承办的综合性国际体育赛事，也是新型冠状病毒感染实施"乙类乙管"后，我国第一个开放办赛的国际大型综合性体育赛事。

成都大运会组委会高度重视赛会公共卫生保障工作，始终把传染病防控放在守住办赛安全底线的突出位置。按照"灵敏监测、科学评估、快速处置"的总体思路，多方协同、统筹联动，采取畅通高效的国家、省、市工作机制，灵敏的多点监测系统布局，动态的风险研判评估，严格的病媒生物控制，充分的应急准备，快速的应对处置等核心举措，全力推进传染病防控有力、有序落实。确保大运会传染病防控队伍相关人员熟悉工作要求与流程，按照规范落实传染病防控措施是保障工作的核心。成都大运会组委会在前期科学调度、统筹部署、细化流程、提升能力的基础上，组织专家编写了本书，以利于促进大型赛事活动传染病防控工作科学、规范开展。

目录

第一部分　防控要点

一、赛前防控要点

（一）开展技术培训与演练

对赛区各场馆、大运村、定点酒店等大型赛事疾病防控保障的专业技术人员及相关工作人员，各辖区医疗机构相关人员实施培训、演练［实战演练和（或）桌面推演］。

培训重点：传染病症状监测，风险评估及风险疾病处置，埃博拉病毒病（EBOLA）、中东呼吸综合征（MERS）等疾病处置，食源性疾病暴发及其他突发公共卫生事件处置。

演练重点：症状监测、新型冠状病毒感染疫情、登革热疫情、食源性疾病暴发、中东呼吸综合征等烈性传染病输入等。

（二）建立传染病症状监测工作机制并开展症状监测系统测试

各赛区疾病预防控制机构与定点医院、医疗中心、医疗室（点）等的相关责任人员对接和进行指导，建立传染病症状监测工作机制，固定专人，明确职责岗位，明确技术流程并做好技术指导。开展症状监测系统测试并确保运转良好。

（三）做好病媒生物防制

加强巡查，开展重点场所病媒生物密度监测，全面控制鼠、蟑、蚊、蝇密度，一旦发生问题应当立即报告、及时处理。

（四）做好人员物资准备

确认各驻点医疗点做好应急检验检测试剂（如流感病毒、新型冠状病毒、诺如病毒抗原检测试剂）准备。

市区疾病预防控制机构做好新型冠状病毒感染、埃博拉病毒病、猴痘、登革热、疟疾、中东呼吸综合征、拉沙热、基孔肯雅热、寨卡病毒病、黄热病、裂谷热和鼠疫等的诊断技术和试剂准备工作。

完成大型赛事活动传染病防控人员的选拔、审核、培训及实战演练，指定传染病防控保障联络员。

二、赛中防控要点

（一）加强输入性传染病监控

相关县（区）加强与海关、检验检疫部门、交通部门等的联防联控，加强入境人员检疫检查，对入境人员应严格按要求采取检疫措施，加强健康申报、体温检测、医学巡查等工作，加强交通工具和集装箱的检疫检查和口岸卫生监督，及时发现输入病例。

全市各医疗卫生机构加强入境病例流行病学筛查。

（二）传染病监测报告

运用医疗卫生保障信息平台中的传染病症状监测系统开展监测并按要求进行信息报告，必要时先电话报告，然后在系统进行补充。

（三）开展传染病保障巡查

对传染病监测报告、防控措施及病媒生物防制、预防性消毒情况进行巡查，督导传染病防控措施、监测报告落实，巡查重点场所及周边环境"四害"孳生地、"三防"设施，指导开展传染病防控知识宣传教育，对发现的问题提出整改建议并及时上报。

（四）异常症状及传染病疫情处置

对于报告的重点关注传染病或疑似聚集性疫情，及时到达现场，快速采集核心流行病学信息并分级分类采取不同处置措施。

三、赛后防控要点

常规监测持续 4 周。传染病防控保障清单见表 1-1。

表 1-1　传染病防控保障清单

类别	具体工作内容
工作准备	工作机制 ·场馆内有异常情况多部门联合处置工作机制 ·赛区疾病预防控制机构建立驻点＋后备处置队伍工作机制 ·各赛区明确传染病法定报告职责与流程
	工作队伍 ·场馆明确疾病预防控制人员和驻点医务人员 ·场馆内除驻点人员外，还有其余负责疫情处置的队伍 ·赛区疾病预防控制机构已建立后备处置队伍（应包括流调、消杀、采送样和检测等的队伍）
	工作培训 ·各场馆组织驻点医务人员和疾病预防控制人员开展症状监测、重点关注传染病及异常处置流程等工作培训 ·各赛区疾病预防控制机构组织针对重点传染病防控、采送样、流调、消杀、检测等的二级培训

类别	具体工作内容
工作准备	**工作演练** ·组织开展症状监测以及针对新型冠状病毒感染、虫媒传染病（如登革热等）、烈性传染病（如中东呼吸综合征等）、食源性疾病暴发等的演练，根据点位实际情况组织开展 **物资准备** ·各场馆驻点医疗点配置新型冠状病毒、流感和诺如病毒快检试剂 ·各场馆配备相关传染病采样耗材和送检箱 ·各场馆配备常见防疫物资（口罩、消毒液、防护服等） ·各场馆有临时留观场所 ·赛区疾病预防控制机构检测试剂配置到位 ·赛区疾病预防控制人员防护、消杀器械和药物配置到位 ·各场馆有为流调准备的翻译人员或者相关流调辅助工具 ·各场馆有为卫生保障人员准备的电脑及上网设备
疫情发现	·赛区疾病预防控制机构、场馆、主媒体中心、宾馆等的传染病症状监测工作 ·驻点医务人员和疾病预防控制人员了解症状监测流程 ·驻点医务人员掌握云 HIS 异常症状报送要求 ·驻点疾病预防控制人员掌握传染病症状监测系统要求 ·场馆症状监测流程能正常运转 ·赛区疾病预防控制机构安排专人审核症状监测数据 ·各场馆部门建立各代表团或工作组异常紧急电话报告流程 ·各场馆建立异常信息场馆间和公卫处的通报机制 ·各场馆备有纸质症状登记表格
异常处置	·赛区疾病预防控制机构、场馆、主媒体中心、宾馆等的传染病疫情处置工作 ·场馆建立传染病疫情报告处置流程 ·安排专人负责传染病疫情处置 ·驻点医务人员了解异常情况排查处置流程和要求 ·驻点疾病预防控制人员了解异常情况排查处置流程和要求 ·针对重点关注传染病，场馆具有快速采样人员和相关耗材等 ·驻点疾病预防控制人员了解送样检测等要求 ·场馆采样后，具备快速送检能力

类别	具体工作内容
异常处置	·场馆具备快速完成流调信息收集的能力 ·如需转运隔离，场馆能快速完成病例转运 ·如相关病例及密切接触者需要开展后续健康监测，场馆/赛区有人落实 ·场馆有能力落实疫情处置措施
信息报告	各类工作信息报告 ·有人报送症状监测数据 ·有人报送异常信息排查处置信息

第二部分　处置流程

一、症状监测

(一) 医疗机构监测

1. 接诊与系统报告：医疗中心、医疗室（点），场馆/酒店医疗卫生工作组，定点医疗机构等大型赛事活动医务人员（以下统称大型赛事活动医务人员）首诊发现发热、咳嗽、腹泻、呕吐、皮疹、黄疸、结膜红肿、咽痛等疑似传染病相关症状患者时，应立即通过医疗卫生保障信息平台云 HIS 进行报告。

2. 医务人员临床处置：大型赛事活动医务人员在接诊后需现场采集患者基本信息并开展初步流调，必要时可在知情同意的前提下开展新型冠状病毒、流感病毒或诺如病毒的快检，结合临床症状、流行病学史及快检结果等综合判定是否排除传染病，并进行初步诊断及临床处置。对以发热为主要表现的就诊人员建议开展新型冠状病毒、流感病毒快检，对聚集性腹泻就诊人员建议开展诺如病毒快检，如果怀疑重点关注传染病〔疑似（确诊）鼠疫、霍乱、传染性非典型肺炎、肺炭疽、新型冠状病毒感染、猴痘、疟疾、登革热、中东呼吸综合征、埃博拉病毒病、拉沙热、基孔肯雅热等〕，应立即开展采样检测。

3. 特殊情况电话报告：大型赛事活动医务人员在诊疗中发现重点关注传染病或发现疑似聚集性疫情需第一时间进行电话报

告，并在后续录入医疗卫生保障信息平台云 HIS 进行报告。

如遇系统故障，沿用传统纸质登记＋邮箱（临时在线表）报告模式。

市区及各赛区疾病防控保障人员及时查看医疗卫生保障信息平台中症状监测系统并视情况对患者后续情况进行追踪。

（二）异常症状主动申报

大型赛事活动各代表团及组织管理单位发现疑似传染病病例或发热、咳嗽、腹泻、呕吐、皮疹、黄疸、结膜红肿、咽痛等疑似传染病症状时，需电话报告驻点卫生工作人员（驻点医务人员和驻点疾病预防控制人员），由驻点卫生工作人员填报至症状监测系统。

二、流行病学调查

市区及各赛区疾病防控保障人员接报后采取相应传染病防控措施。必要时及时将传染病相关异常信息上报专家组，由专家组评估并提出处置意见。

（一）核实诊断

到达疫情现场后，通过调查了解患者的临床资料、流行病学资料，结合实验室检查结果等综合进行核实诊断。

（二）病例管理

鼠疫、霍乱、肺炭疽、传染性非典型肺炎、中东呼吸综合征、埃博拉毒病及其他经专家评估需要隔离的传染病病例，需送往指定隔离点、医院进行隔离治疗，并根据不同的传染病确定不同的隔离期限，以防止疫情扩散。对虫媒传染病病例进行规范防蚊隔离治疗。其他传染病可在医疗点进行对症治疗或根据病情需要转至定点医疗机构进一步治疗。

（三）个案调查

优先使用通用型调查表对病例进行快速流行病学调查（流调），可采用面对面询问、问卷自填（中英文纸质版本）、扫码自填（中英文问卷星版本）或者发送邮箱等方式开展。若病例较多，可以使用病例一览表进行汇总分析。

对于高度疑似或确诊鼠疫、霍乱、传染性非典型肺炎、肺炭疽、新型冠状病毒感染、猴痘、疟疾、登革热、中东呼吸综合征、埃博拉病毒病、拉沙热、基孔肯雅热等重点关注传染病者，需填报专用流行病学个案调查表。

（四）病例搜索和密切接触者管理

对发生病例的活动团体以及病例活动场所中的所有人员开展病例的主动搜索。鼠疫、霍乱、肺炭疽、传染性非典型肺炎、中东呼吸综合征、埃博拉病毒病及其他经专家评估需要隔离的传染病病例的密切接触者需隔离观察。其他传染病的核心密切接触者建议脱离工作岗位，加强个人症状监测。

（五）标本采集

根据流行病学调查和临床初步诊断，确定标本采集对象和需要采集标本的种类、数量，现场不具备采样条件的，待病例转运至定点医院后再行采样。

标本种类包括病例的粪便或肛拭子、尿液、血液、呕吐物、咽拭子、毛发、脑脊液、组织等；根据需要采集病例的急性期和恢复期血清、动物宿主和生物媒介相关标本、周围环境标本（水、食物等）、可疑食品配方或配料；必要时，根据相关要求采集密切接触者或正常人群的相关标本等。采集标本前应做好必要的个人生物安全防护。样本采集好后填写现场采样登记表，并随标本一起由专人专车尽快送往县（区）疾病预防控制中心实验室检测，县（区）疾病预防控制中心不具备检测能力的，送市、省疾病预防控制中心检测。

三、信息报告

重点关注传染病可参照散发重点传染病信息报告模板报告，聚集性疫情则参照聚集性疫情信息报告模板报告。

其他常见传染病在医疗卫生保障信息平台中的症状监测系统补充明确诊断及转归即可。

四、汇总分析

市区及各赛区疾病防控保障人员每日核实症状监测数据，并进行汇总分析，提前发现聚集性疫情苗头。汇总数据从传染病症状监测系统获取，如遇系统故障等情况，填报传染病症状监测每日汇总表。

五、物资准备

赛事期间应充分做好物资准备，物资准备应全面并且充分满足工作需要，包括工作证明、相关技术资料和个案调查表、现场处置意见书、个人防护用品、采样器材和设备、消杀药品、笔记本、照相机等，同时准备好交通和通信设备，包括交通运输车辆、手机、配备无线上网卡的笔记本电脑等。

六、名词解释

传染病相关症状：发热、咳嗽、腹泻、呕吐、皮疹、黄疸、结膜红肿、咽痛等。

重点关注传染病：疑似（确诊）鼠疫、霍乱、传染性非典型肺炎、肺炭疽、新型冠状病毒感染、猴痘、疟疾、登革热、中东呼吸综合征、埃博拉病毒病、拉沙热、基孔肯雅热及其他经专家评估需要重点关注的传染病。

聚集性症状预警阈值：同一个代表团、工作组或具有流行病学关联的人群中1天内出现2例、3天内出现5例相同症状（发热、腹泻或皮疹等），且没有明确诊断传染病或其他疾病。

第三部分　传染病基础知识

一、呼吸道传染病

（一）新型冠状病毒感染

1. 病原体：新型冠状病毒，属于 β 属冠状病毒，新型冠状病毒对紫外线、有机溶剂（乙醚、75％乙醇、过氧乙酸和氯仿等）以及含氯消毒剂敏感，75％乙醇以及含氯消毒剂较常用于临床及实验室新型冠状病毒的灭活，但氯己定不能有效灭活病毒。

2. 流行特征。

1）传染源：主要是新型冠状病毒感染者，潜伏期即有传染性，发病后 3 天内传染性最强。

2）传播途径：主要传播途径为经呼吸道飞沫和密切接触传播，在相对封闭的环境中经气溶胶传播，接触被病毒污染的物品后也可能造成感染。

3）易感人群：人群普遍易感。感染后或接种新型冠状病毒疫苗后可获得一定的免疫力。老人及伴有严重基础疾病者感染后重症率、病死率高于一般人群，接种疫苗可降低重症及死亡风险。

3. 临床表现：主要表现为咽干、咽痛、咳嗽、发热等，发热多为中低热，部分病例亦可表现为高热，热程多不超过 3 天。部分患者可伴有肌肉酸痛、嗅觉味觉减退或丧失、鼻塞、流涕、腹泻、结膜炎等。少数患者病情继续发展，发热持续，并出现肺炎相关表现。重症患者多在发病 5~7 天后出现呼吸困难和（或）低氧血症。严重者可快速进展为急性呼吸窘迫综合征、脓毒症休克、难以纠正的代谢性酸中毒、出凝血功能障碍及多器官功能衰竭等。极少数患者还可有中枢神经系统受累等表现。

4. 实验室检查。

1）核酸检测：可采用核酸扩增检测方法检测呼吸道标本（鼻拭子、咽拭子、痰、气管抽取物）或其他标本中的新型冠状病毒核酸。荧光定量聚合酶链式反应（PCR）是常用的新型冠状病毒核酸检测方法。

2）抗原检测：采用胶体金法和免疫荧光法检测呼吸道标本中的病毒抗原，检测速度快，其灵敏度与感染者病毒载量正相关，病毒抗原检测阳性支持诊断，但阴性不能排除感染。

3）病毒培养分离：从呼吸道、粪便标本等可分离、培养获得新型冠状病毒。

4）血清学检查：新型冠状病毒特异性 IgM 抗体、IgG 抗体阳性，发病 1 周内阳性率均较低。恢复期 IgG 抗体水平为急性期 4 倍或以上升高有回顾性诊断意义。

5. 诊疗。

1）诊断标准：

（1）具有新型冠状病毒感染的相关临床表现。

（2）具有以下一种或以上病原学、血清学检查结果：

a. 新型冠状病毒核酸检测阳性。

b. 新型冠状病毒抗原检测阳性。

c. 新型冠状病毒分离培养阳性。

d. 恢复期新型冠状病毒特异性 IgG 抗体水平为急性期 4 倍或以上升高。

2）治疗原则或特效药见《新型冠状病毒感染诊疗方案（试

行第十版)》。

6. 防控措施。

1）传染源管理：

（1）新型冠状病毒感染者不再实行隔离措施，实施分级分类收治；不再判定密切接触者，不再划定高低风险区。

（2）未合并严重基础疾病的无症状感染者、轻型病例可采取居家自我照护，其他病例应及时到医疗机构就诊。

（3）感染者居家期间，尽可能待在通风较好、相对独立的房间，减少与同住人员近距离接触。感染者非必要不外出，避免前往人群密集的公共场所，不参加聚集性活动。如需外出，应全程佩戴 N95 或 KN95 口罩。

（4）感染者要做好居室台面、门把手、电灯开关等接触频繁部位及浴室、卫生间等共用区域的清洁和消毒，自觉收集、消毒、包装、封存和投放生活垃圾。

2）其他重要措施：

（1）新型冠状病毒疫苗接种。接种新型冠状病毒疫苗可以减少新型冠状病毒感染和发病，是降低重症和死亡发生率的有效手段，符合接种条件者建议接种。符合加强免疫条件的接种对象，应及时进行加强免疫接种。

（2）一般预防措施。保持良好的个人及环境卫生，均衡营养、适量运动、充足休息，避免过度疲劳。提高健康素养，养成"一米线"、勤洗手、戴口罩、公筷制等卫生习惯和生活方式，打喷嚏或咳嗽时应掩住口鼻。保持室内通风良好，做好个人防护。

（二）流行性感冒（流感）

1. 病原体：流感病毒属于正粘病毒科，为 RNA 病毒。根据核蛋白和基质蛋白分为甲、乙、丙、丁四型。目前感染人的主要是甲型流感病毒中的 H1N1、H3N2 亚型及乙型流感病毒中的

Victoria 系和 Yamagata 系。

2. 流行特征。

1）传染源：流感患者和隐性感染者是流感的主要传染源。

2）传播途径：流感主要通过打喷嚏和咳嗽等传播，经口腔、鼻腔、眼睛等黏膜直接或间接接触感染。接触被病毒污染的物品也可通过上述途径感染。

3）易感人群：人群普遍易感。

4）流行分布：引起季节性流行的是甲型（H1N1、H3N2 亚型）和乙型（Victoria 系和 Yamagata 系）流感病毒。在我国北方，一般情况下每年 11 月至次年 2 月为流感流行高峰。

流感大流行是指甲型流感病毒出现新亚型或旧亚型重现，人群普遍缺乏相应免疫力，造成流感病毒在人群中快速传播，从而引起全球范围内的广泛流行。

3. 临床表现：潜伏期一般为 1～7 天，多为 2～4 天。主要以发热、头痛、肌痛和全身不适起病，体温可达 39～40℃，可有畏寒、寒战，多伴全身肌肉关节酸痛、乏力、食欲减退等全身症状，常有咽喉痛、干咳，可有鼻塞、流涕、胸骨后不适等。

4. 实验室检查。

1）外周血常规：白细胞总数一般不高或降低，重症病例淋巴细胞计数明显降低。

2）血生化：部分病例出现低钾血症，少数病例肌酸激酶、天门冬氨酸氨基转移酶、丙氨酸氨基转移酶、乳酸脱氢酶、肌酐等升高。

3）病原学相关检查

（1）核酸检测：以反转录 PCR（RT－PCR，最好采用 real－time RT－PCR）检测呼吸道标本（咽拭子、鼻拭子、鼻咽或气管抽取物、痰）中的流感病毒核酸。病毒核酸检测的特异度和灵敏度最好，且能区分病毒类型和亚型。

（2）快速抗原检测（快速诊断试剂检测）：快速抗原检测方法可采用胶体金法和免疫荧光法。由于快速抗原检测的灵敏度低于核酸检测，因此对快速抗原检测结果的解释应结合患者流行病学史和临床表现综合考虑。

（3）血清学检查：恢复期 IgG 抗体水平比急性期有 4 倍或以上升高有回顾性诊断意义。

（4）病毒分离培养：从呼吸道标本中分离出流感病毒。在流感流行季节，建议流感样病例快速抗原检测和免疫荧光法检测阴性患者也做病毒分离。

5. 诊疗。

1）诊断标准：诊断主要结合流行病学史、临床表现和病原学检查。

（1）临床诊断病例：有流行病学史（发病前 7 天内在无有效个人防护的情况下与疑似或确诊流感患者有密切接触，或属于流感样病例聚集发病者之一，或明确有被他人传染的证据）和上述流感临床表现，且排除其他引起流感样症状的疾病。

（2）确诊病例：有上述流感临床表现，具有以下一种或以上病原学检查结果阳性。

a. 流感病毒核酸检测阳性。

b. 流感快速抗原检测阳性。

c. 流感病毒分离培养阳性。

d. 急性期和恢复期双份血清的流感病毒特异性 IgG 抗体水平呈 4 倍或以上升高。

2）治疗原则或特效药：

（1）基本原则。对临床诊断病例和确诊病例应尽早隔离治疗。

（2）抗病毒治疗。对于重症或有重症流感高危因素的患者，应尽早给予抗流感病毒治疗，不必等待病毒检测结果。

（3）抗流感病毒药物。奥司他韦（胶囊/颗粒）、扎那米韦、帕拉米韦。

（4）重症病例的治疗。积极治疗原发病，防治并发症，并进行有效的器官功能支持。

（5）中医治疗。

6. 防控措施。

1）传染源管理：早发现、早报告、早隔离、早治疗，隔离至体温恢复正常、咳嗽及咽痛症状基本消失后 48 小时。

2）接触人群管理：

（1）疫苗接种。接种流感疫苗是预防流感最有效的手段，可以显著降低接种者罹患流感和发生严重并发症的风险。推荐 60 岁及以上老人、6 月龄至 5 岁儿童、孕妇、6 月龄以下儿童家庭成员和看护人员、慢性病患者和医务人员等人群，每年接种流感疫苗。

（2）药物预防不能代替疫苗接种，只能作为没有接种疫苗或接种疫苗后尚未获得免疫力的重症流感高危人群的紧急临时预防措施。可使用奥司他韦、扎那米韦等。

3）其他重要措施：保持良好的个人卫生习惯是预防流感等呼吸道传染病的重要手段，主要措施包括：增强体质和免疫力；勤洗手；保持环境清洁和通风；尽量减少到人群密集场所活动，避免接触呼吸道感染患者；保持良好的呼吸道卫生习惯，咳嗽或打喷嚏时用上臂或纸巾、毛巾等遮住口鼻，咳嗽或打喷嚏后洗手，尽量避免触摸眼睛、鼻或口；若出现呼吸道感染症状应居家休息，及早就医。

（三）传染性非典型肺炎（SARS）

1. 病原体：SARS 病毒基因组为单股正链 RNA，由大约 30000 个核苷酸组成。SARS 病毒的侵袭性强，在肺组织中可迅速生长复制，对肺部造成弥漫性损害，严重时可导致肺广泛性实变，可出现呼吸窘迫综合征，死亡率高。

2. 流行特征。

1）传染源：患者。极少数患者在刚出现症状时即具有传染性。一般情况下传染性随病程进展而逐渐增强，在发病的第 2 周传染性最强。

2）传播途径：短距离的飞沫传播是主要途径，另外还包括气溶胶传播、消化道传播、直接接触传播。

3）易感人群：人群普遍易感，医护人员是本病的高危人群。

4）流行分布：SARS 病毒感染于 2002 年出现在广东省，随后波及我国其他省市，在 2002 年冬季至 2003 年春夏季曾有过暴发流行，疫情波及世界多个国家或地区。家族和医院聚集性发病。

3. 临床表现：潜伏期为 2~10 天。起病急骤，多以发热为首发症状，体温大于 38℃，可有寒战，咳嗽、少痰，偶有血丝痰，心悸，呼吸困难甚至呼吸窘迫。可伴有肌肉关节酸痛、头痛、乏力和腹泻。

4. 实验室检查。

1）肺部 X 线或 CT：肺部不同程度的片状、斑片状磨玻璃密度影；部分患者进展迅速，短期内融合成大片状阴影；常为多叶或双侧改变，阴影吸收较慢。如检查结果为阴性，1~2 天后应复查，如出现呼吸道感染征象可确诊。

2）分子生物学检测：以 RT－PCR 检测患者血液、呼吸道分泌物、大便等样本中是否存在 SARS 病毒的遗传物质（RNA）。对患者同一标本重复检测均为阳性，或不同标本均检验为阳性时，可明确诊断。

3）血清学检查：常用酶联免疫吸附试验（ELISA）和免疫荧光法（IFA）检测血清中 SARS 病毒的特异性抗体。SARS 患者血清特异性抗体急性期阴性而恢复期阳性，或者恢复期抗体水平比急性期升高 4 倍或者以上时，可作为确定诊断的依据。

5. 诊疗。

1）诊断标准。

（1）轻症 SARS：临床上应该符合以下三项标准：体温低于 38.5℃，无呼吸困难，胸部 X 线片显示肺部正常。

（2）重症 SARS：具备以下三项之中的任何一项，均可以诊断为重症 SARS。

a. 呼吸困难，成人休息状态下呼吸频率大于或等于 30 次/分，且伴有下列情况之一：胸片显示多叶病变或病灶总面积在正位胸片上占双肺总面积的 1/3 以上；病情进展，48 小时内病灶面积增大超过 50％且在正位胸片上占双肺总面积的 1/4 以上。

b. 出现明显的低氧血症，氧合指数低于 300mmHg（1mmHg＝0.133kPa）。

c. 出现休克或多器官功能障碍综合征（MODS，多个器官衰竭，常为心血管、肾或肺的功能障碍，可能出现感染、凝血功能欠佳等情况）。

2）治疗原则或特效药：目前尚缺乏特异性治疗手段，以对症支持治疗为主。在目前疗效尚不明确的情况下，应尽量避免多种药物（如抗生素、抗病毒药、免疫调节剂、糖皮质激素等）长期、大剂量联合应用。

6. 防控措施。

1）传染源管理：临床诊断病例和疑似诊断病例，应在指定的医院按呼吸道传染病分别进行隔离观察和治疗。

隔离观察密切接触者：医学观察病例和密切接触者，如条件许可应在指定地点接受隔离观察，为期 14 天。在家中接受隔离观察时应注意通风，避免与家人密切接触，并由卫生防疫部门进行医学观察，每天测量体温。

2）接触人群管理：保持良好的个人卫生习惯，不随地吐痰，避免在人前打喷嚏、咳嗽，且事后应洗手；确保住所或活动场所通风，勤洗手；避免去人多或相对密闭的地方，应注意戴口罩。

3）其他重要措施：保持乐观稳定的心态，均衡饮食，多饮水。注意保暖，避免疲劳，保证足够的睡眠以及在空旷场所作适量运动等。这些良好的生活习惯有助于提高免疫力。

（四）风疹

1. 病原体：风疹病毒属于披膜病毒科风疹病毒属，只有一个血清型。与其他披膜病毒未发现抗原交叉。风疹病毒表面有囊膜，直径 50～70nm，单链，正链 RNA，16kb RNA 有感染性。风疹有 3 个重要的结构蛋白，即糖蛋白 E1、糖蛋白 E2 和 C 蛋白。糖蛋白 E1 和 E2 位于包膜，糖蛋白 E1 与风疹的血凝有关，具有中和抗原作用，C 蛋白是一种非糖化蛋白，位于壳体。风疹病毒对热不稳定，对紫外线敏感，脂溶剂乙醚、氯仿可灭活风疹病毒。人类是风疹病毒的自然宿主，通过呼吸道、尿液、鼻咽分泌物排出病毒。

2. 流行特征。

1）传染源：风疹患者。

2）传播途径：通过呼吸道飞沫传播，女性在孕期患风疹，可以通过胎盘感染胎儿。

3）易感人群：人群普遍易感，感染后可以获得持久的免疫力。免疫力低下者可以发生再感染。

4）流行分布：一年四季均可发生，冬春季是风疹发病高峰。

3. 临床表现：潜伏期一般为 14～21 天，平均 18 天。

前驱期：一般为 1～2 天。前驱期症状轻或无明显症状。有低热或中度发热，也见高热者。持续 1～2 天，3 天以上者少见。此外，尚见咳嗽、喷嚏、流涕、咽痛、声嘶、头痛、眶后疼痛、结膜炎、食欲减退等。部分患者可在软腭及咽部附近见到充血性斑疹，大小如针尖或稍大，但无黏膜斑。

发疹期：发热 1~2 天后出疹，迅速由面部、颈部、躯干波及四肢，仅 1 天内布及全身，但手掌、足跖大多无疹。皮疹呈浅红色，稍稍隆起，大小约 2mm，分布均匀，疹间有正常皮肤，躯干尤其是背部皮疹较密集。皮疹于 1~4 天消退，不留色素沉着，无脱屑或有细小脱屑，可伴有轻至中度发热及上呼吸道感染症状，随疹退而消退。

淋巴结肿大：耳后、枕后及颈部淋巴结肿大，可有轻度压痛，不融合、不化脓。皮疹出现后，淋巴结消退较慢，常持续 2~3 周。

妊娠早期感染风疹可造成死胎、流产，自然流产率可达 20%。出生后患先天性风疹综合征（congenital rubella syndrome，CRS）的婴儿死亡率也较高。多数先天性风疹综合征患儿出生即有临床症状，也可于出生后数月至数年才出现进行性症状。新生儿出生后可表现为低体重，肝、脾大，黄疸，紫癜，贫血，前囟饱满，脑炎、脑膜炎，间质性肺炎等。出生即发现先天性心脏病、白内障、耳聋、小头畸形等者预后差。先天性心脏病、白内障及耳聋是先天性风疹综合征存活儿常见的表现。

4. 诊疗。

1）诊断标准。

（1）实验室检查。

a. 咽拭子或尿液标本分离到风疹病毒，或检测到风疹病毒核酸。

b. 血清风疹 IgM 抗体阳性（1 个月内未接种过风疹减毒活疫苗）。

c. 恢复期血清风疹 IgG 抗体或风疹血凝抑制抗体滴度较急性期升高大于或等于 4 倍。

d. 急性期抗体阴性而恢复期抗体阳转。

（2）先天性风疹综合征诊断。

a. 流行病学史：患儿母亲在妊娠早期有风疹病毒感染史。

b. 低出生体重、先天性心脏病、白内障/青光眼、视网膜病、神经性耳聋。

c. 血小板减少性紫癜、溶血性贫血、再生障碍性贫血、脾大、黄疸、精神发育迟缓、小头畸形、脑膜脑炎、X 线检查显示骨质异常。

d. 婴儿咽拭子、鼻咽吸出物、血/淋巴细胞、尿液、脑脊液或器官活检标本分离到风疹病毒或检测到风疹病毒 RNA。

e. 婴儿血清风疹 IgM 抗体阳性。

f. 婴儿风疹 IgG 抗体水平持续与母体抗体水平持平或更高。

根据临床表现结合流行病学史做出临床诊断。根据血清风疹抗体的检测或风疹病原学检查结果予以确认。

2）鉴别诊断：风疹皮疹易与麻疹、猩红热、登革热和幼儿急疹混淆，应进行鉴别。

3）治疗原则或特效药：现在还没有特效药治疗风疹，临床上主要是对症治疗，防止并发症发生。妊娠早期感染风疹，明确诊断后应考虑终止妊娠。

5. 防控措施。

1）健康教育：风疹显性和隐性感染对妊娠早期胎儿都有危害，重点预防孕妇特别是妊娠头 3 个月内感染。重点检查育龄前女性 IgG 抗体，阴性者给予风疹疫苗预防接种，接种 3 个月（或半年）后 IgG 抗体阳转者再怀孕。无疫苗接种史的孕妇应避免接触风疹患者，如发现孕妇接触风疹患者应尽快检查 IgG 抗体确定是否易感，如未出疹，4 周后复查 IgG 是否转阳，如 IgG 阴性则在潜伏期后查 IgM 抗体，以明确诊断。

2）免疫接种：选用风疹减毒活疫苗，疫苗免疫的强度与持久性都不如自然感染，有效免疫持续 5～8 年，疫苗需冷藏运输和储存。国际上有 8 株减毒活疫苗，其中 RA27/3 株有较好的免疫原性和较少的不良反应，在国际上已广泛应用。各个国家实行不同的免疫策略。我国研制成功的风疹减毒活疫苗株 BRD Ⅱ 的免疫原性和 RA27/3 株相似，我国现主要应用国产 BRD Ⅱ 株和少部分进口 RA27/3 株。免疫抑制者和孕妇为疫苗接种禁忌证。

3）患者、接触者的管理：对风疹患者和先天性风疹综合征患者，要早发现、早诊断、早报告、早隔离、早治疗。病毒通过呼吸道、尿液、鼻咽分泌物排出，出疹前 1 周到出疹后 2 周的上呼吸道分泌物都有传染性，患者隔离至出诊后 14 天，先天性风疹综合征排毒 1 年左右，应隔离 1 年。对接触者进行观察，必要时隔离，检疫期为 21 天。鉴于相当多的成人风疹感染为亚临床型，并且作为感染特征的 IgM 抗体仅存在 1 个月左右，故一次性 IgM 抗体的检测阴性并不能证明整个妊娠早期未受到感染。理想的方法是开展婚前和（或）妊娠前风疹 IgG 抗体检测，然后对少数抗体阴性或低滴度者，做定期复查，确定妊娠早期是否存在风疹病毒的侵袭。

4）流行期措施：针对传染源、传播途径和易感人群三个环节，重点措施是应急接种，重点人群为学龄儿童、育龄妇女、医务人员和入伍新兵。针对传播途径，重点措施是保持公共场所的空气流通，空气消毒。

（五）水痘与带状疱疹

1. 病原体：水痘-带状疱疹病毒属疱疹病毒，为双链 DNA 病毒。该病毒在外界环境中生存力很弱，不耐酸和热，能被乙醚灭活。该病毒在感染的细胞核内增殖，且仅对人有传染性，存在于患者疱疹的疱浆、血液和口腔分泌物中，传染性强，接种于人胚羊膜等组织培养，可产生特异性细胞病变，在细胞核内有嗜酸性包涵体形成。

2. 流行特征。

1）传染源：水痘患者为主要传染源，自水痘出疹前1～2天至结痂后7天，均有传染性。易感儿童接触带状疱疹患者，也可发生水痘，但少见。

2）传播途径：主要通过飞沫和直接接触传播。在近距离、短时间内也可通过健康人间接传播。

3）易感人群：人群普遍易感。1～5岁儿童发病最多。6个月以内的婴儿由于获得母体抗体，发病较少，妊娠期患水痘可感染胎儿。病后获得持久免疫，但可发生带状疱疹。

4）流行分布：全年均可发生，冬春季多见。本病传染性很强，易感者接触患者后约90％发病，故幼儿园、小学等幼儿集体机构易引起流行。

3. 临床表现：潜伏期为12～21天，平均14天。临床上分为前驱期和出疹期。

前驱期：可无症状或仅有轻微症状，全身不适、乏力、咽痛、咳嗽，年长儿前驱期症状明显，体温可达38.5℃，持续1～2天迅速进入出疹期。

出疹期：发热第1天就可出疹。其皮疹特点：①皮疹按斑疹、丘疹、疱疹、结痂的顺序演变，连续分批出现，同一部位可见不同性状的皮疹。②皮疹为向心性分布，躯干部皮疹最多，四肢皮疹少，手掌和足底更少。皮疹的数目不一，皮疹越多，全身症状越重。③部分患儿疱疹可发生于口腔、咽喉、结膜和阴道黏膜，破溃后形成浅溃疡。④水痘内容物由清亮变为混浊，疱壁薄易破，瘙痒感重，愈后多不留瘢痕。⑤水痘为自限性疾病，一般10天左右自愈。少数体质很弱或正在应用肾上腺皮质激素的患儿可发生出血性和播散性水痘。孕妇患水痘可累及胎儿，致新生儿患先天性水痘，导致多发性、先天性畸形，患儿常在1岁内死亡。

并发症：①皮肤继发细菌感染；②继发性血小板减少；③水痘肺炎；④水痘后脑炎、格林-巴利综合征、横贯性脊髓炎、面神经瘫痪、Reye综合征等；⑤其他如心肌炎、肝炎、肾炎、关节炎、睾丸炎等。

4. 实验室检查。

1）血常规：白细胞总数正常或稍增加。

2）疱疹刮片：瑞氏染色可见多核巨细胞。

3）病毒分离：用于非典型病例的诊断。

（1）血清抗体检测。

（2）病毒DNA检测：灵敏快捷的早期诊断方法。

5. 诊疗。

1）诊断标准：根据流行病学史（儿童多见，近2~3周内接触过水痘或带状疱疹患者）及临床表现（全身症状轻微，皮疹特点）一般诊断不难。对渐进性水痘、新生儿水痘、先天性水痘应进行综合诊断。

2）治疗原则或特效药：急性期应卧床休息，注意补充水分和营养。避免因抓伤继发细菌感染。水痘一般禁用激素，如患者患水痘前已长期使用激素，应尽快减量或停用。一般不需抗病毒治疗。对免疫功能缺陷及应用免疫抑制治疗的患者，应及早使用抗病毒药物。防治并发症，有并发症者，根据情况给予相应治疗，如皮肤继发感染时加用抗菌药物等。

6. 防控措施。

1）传染源管理：隔离患者直至全部皮疹结痂为止或出疹后7天为止。被患者呼吸道分泌物或皮疹内容物污染的空气、被服和用具，应利用通风、紫外线照射、曝晒、煮沸等方法消毒。

2）接触人群管理：对接触的易感者，检疫21天。接触水痘患者后，立即使用减毒活疫苗，可以预防发病，即使患病也很轻微。

（六）中东呼吸综合征（MERS）

1. 病原体：中东呼吸综合征冠状病毒（MERS-CoV）。

2. 流行特征。

1）传染源：单峰骆驼和患者。

2）传播途径：受感染动物可通过鼻腔和眼睛分泌物、粪便、乳汁和尿液排出病毒，在其组织器官和肌肉也可发现病毒存在，但具体从动物到人的传播途径尚不清楚。人与人之间可能主要通过无防护的密切接触传播。

3）易感人群：人群普遍易感。

4）流行分布。

（1）地区分布：自2012年沙特阿拉伯首次发现MERS病例以来，已有27个国家报告了MERS病例。自2015年下半年全球MERS疫情呈下降趋势，近三年为零星发病，且局限于沙特等中东国家。至2022年8月，沙特阿拉伯报告的人间病例约占80%。在中东以外地区发生的疫情数量有限，2015年韩国疫情为中东以外地区最大规模疫情，共报告186例（其中1例输入我国），死亡39例。

（2）季节分布：根据2012—2020年不同接触史的MERS病例时间分布，发现2014年4月、2015年5月和8月分别为3次发病高峰，根据接触史可发现三次高峰中大多数为接触患者感染的病例，即人传人的暴发。各国之间的季节性差异略有不同，大多在4月至9月之间出现峰值。对不同动物接触史的病例来说，1月到3月接触动物感染的病例发生率更高，接触患者感染的病例发病高峰紧随其后。

（3）人群分布：MERS确诊病例中，男性人数是女性人数的2.1倍，约50%为年龄40岁以上的男性。年龄最小为9个月，最大为99岁，中位数为50岁。男性平均年龄为53岁，女

25

性平均年龄为46岁。儿童病例少有报道，多为轻症或无症状。

3. 临床表现：潜伏期为2~14天，常见为5~6天。无特异性的临床症状或体征。临床上可表现为重症、轻症和无症状感染。通常表现为肺炎等急性呼吸道感染，伴发热、咳嗽、气促，但起病急，病情进展迅速，可发展为肺水肿、急性呼吸窘迫综合征（ARDS）、感染性休克等；可出现肾衰竭、心包炎、弥散性血管内凝血（DIC）等并发症，甚至死亡。也有病例出现腹泻等胃肠道症状，或仅表现为普通感冒症状。二代病例往往比原发病例症状轻，很多二代病例为轻症、无症状感染。

4. 实验室检查。

1）血常规：白细胞总数一般不高，可伴有淋巴细胞减少。

2）血生化检查：部分患者肌酸激酶、天门冬氨酸氨基转移酶、丙氨酸氨基转移酶、乳酸脱氢酶、肌酐等升高。

3）病原学检查：主要包括病毒核酸检测、病毒分离培养。病毒分离培养为实验室检测的"金标准"。病毒核酸检测可用于早期诊断。及时留取多种标本（咽拭子、鼻拭子、鼻咽或气管抽取物、痰或肺组织，以及血液和粪便）进行检测，其中以下呼吸道标本阳性检出率较高。

（1）核酸检测：以RT－PCR（最好采用real－time RT－PCR）检测呼吸道标本中的MERS－CoV核酸。

（2）病毒分离培养：可从呼吸道标本中分离出MERS－CoV，但一般在细胞中分离培养较为困难。

5. 诊疗。

1）诊断标准：

（1）至少双靶标PCR检测阳性。

（2）单个靶标PCR阳性产物，经基因测序确认。

（3）从呼吸道标本中分离出MERS－CoV。

（4）恢复期血清中MERS－CoV抗体较急性期血清抗体水

平阳转或呈 4 倍以上升高。

2）治疗原则或特效药。

（1）根据病情严重程度确定治疗场所：疑似、临床诊断和确诊病例应在具备有效隔离和防护条件的医院隔离治疗。危重病例应尽早入重症监护室（ICU）治疗。转运过程中严格采取隔离防护措施。

（2）一般治疗与密切监测。

a. 卧床休息，维持水、电解质平衡，密切监测病情变化。

b. 定期复查血常规、尿常规、血气分析、血生化及胸部影像。

c. 根据氧饱和度的变化，及时给予有效氧疗措施，包括鼻导管、面罩给氧，必要时应进行无创或有创通气等。

（3）抗病毒治疗。目前尚无明确有效的 MERS－CoV 抗病毒药物。体外试验表明，利巴韦林和干扰素－α 联合治疗具有一定的抗病毒作用，但临床研究结果尚不确定。可在发病早期试用抗病毒治疗，治疗过程中应注意药物的不良反应。

（4）抗菌药物治疗。避免盲目或不恰当地使用抗菌药物，加强细菌学监测，出现继发细菌感染时应用抗菌药物。

6. 防控措施。

1）传染源管理：应当对疑似、临床诊断或确诊患者及时进行隔离，并按照指定路线由专人引导进入病区。患者转运和接触非感染者时，如病情允许应当戴外科口罩。对患者进行咳嗽注意事项（咳嗽或者打喷嚏时用纸巾遮掩口鼻，在接触呼吸道分泌物后应当使用流动水洗手）和手卫生的宣传教育。

2）接触人群管理：对确诊病例和临床诊断病例的密切接触者实施医学观察；对疑似病例的密切接触者要及时登记并开展健康随访，每天至少进行 2 次体温测定。告知本人一旦出现发热、咳嗽、腹泻等症状，要立即通知当地开展健康随访的医疗卫生部门。

3）其他重要措施：目前尚无疫苗和特效治疗药物。治疗手段主要为根据患者临床状况采取支持性治疗。

在参观农场、市场、谷仓或有骆驼和其他动物的地方时，人们应当采取一般性的卫生措施，包括在接触动物前后经常洗手、避免与患病动物接触。进食生的或未煮熟的动物性食品，如奶类和肉类，将造成较大的微生物感染风险。动物性食品应当通过烹煮或巴氏杀菌妥善处理，确保食用安全，在处理时还应避免与未煮熟的食物发生交叉感染。骆驼肉和骆驼奶是营养丰富的食品，可在巴氏杀菌、煮熟或加热处理后食用。

虽然目前对 MERS-CoV 的认识有待深入，但普遍认为糖尿病、肾衰竭、慢性肺病患者和免疫功能低下人群感染 MERS-CoV 后面临发生严重疾病的高风险。这类人群应当避免接触骆驼、饮用生骆驼奶或接触骆驼尿液，或进食尚未彻底煮熟的骆驼肉。

二、肠道传染病

（一）霍乱

1. 病原体：霍乱的病原体是 O1 血清群或 O139 血清群霍乱弧菌，霍乱弧菌属于弧菌科弧菌属。

2. 流行特征。

1）传染源：霍乱患者和带菌者是传染源。人感染霍乱弧菌后的主要症状为腹泻，但严重程度不一，感染者中轻症多、重症少，严重脱水的典型患者仅占感染者的一小部分。

2）传播途径：霍乱是经粪-口途径感染的肠道传染病，主要经水、食物及生活密切接触传播。

3）易感人群：人群普遍易感。

4）流行分布。

（1）地区分布：发生霍乱疫情的地区一般以沿海为主，主要是在一些经济水平和卫生条件差的地区，一旦有霍乱弧菌输入，均会造成疫情扩散。

（2）季节分布：霍乱在各地的流行季节与当地的自然地理条件（如纬度、气温、雨量等）密切相关。我国绝大多数地区的发病季节一般在 5 月至 11 月，流行高峰多在 7 月至 10 月。在我国热带和亚热带地区，霍乱的季节特征不明显，全年均可出现散发、暴发或流行。地区经济不发达、卫生保障不足、生活习惯易致腹泻病流行的地区，有时会在寒冷季节也出现霍乱疫情。

（3）人群分布：由于人群普遍易感，霍乱发病人群分布常因受威胁人群的年龄、职业和生活习性不同而变化。

3. 临床表现：潜伏期绝大多数为 1~2 天，可短至数小时或长达 5~6 天。

根据临床表现常可将霍乱患者分为典型病例（中、重型霍乱）、非典型病例（轻型霍乱）及中毒型病例（干性霍乱），分述如下。

①典型病例：临床表现相似，重型患者脱水及循环衰竭较中型患者为重。②非典型病例：症状常不明显，起病较缓，大多数患者仅有轻度腹泻，极少数伴有呕吐，大便次数每天 2 次以上，但一般不超过 10 次，大便性状为软便、稀便或黄水样便，个别带黏液或呈血性。一般无发热、腹痛、里急后重。少数患者有腹部隐痛。个别患者有发热及腹部阵发性绞痛。儿童患者可有高热。绝大多数患者能照常进食及起床活动，腹泻次数较多者可有轻度脱水表现，但神志、血压、脉搏均正常。病程短，多于 3~5 天内恢复。③中毒型病例：一种特殊的临床类型，起病后迅速进入休克状态，无泻吐或泻吐较轻，无脱水或仅轻度脱水，但有严重中毒性循环衰竭。这种类型极为罕见。

4. 实验室检查。

1）粪便培养霍乱弧菌：每天 1 次。于停用抗菌药物后连续 2 次阴性为止。必要时同时做其他肠道致病菌培养。

2）血常规、尿常规、粪常规。

3）尿比重及酮体。

4）血液尿素氮（或非蛋白氮）、肌酐、二氧化碳结力、血浆比重及蛋白定量，血钾、钠、氯、钙测定等。

5）心电图描记。

5. 诊疗。

1）诊断标准。

（1）疑似病例：①临床标本霍乱弧菌快速检验阳性（制动试验、胶体金快速检测）或霍乱毒素基因 PCR 检测阳性；②生活用品或家居环境标本中检出 O1 群和（或）O139 群霍乱弧菌；③在一起确认的霍乱暴发疫情中，暴露人群中出现任一型霍乱临床表现。

（2）确诊病例：符合下列任意一项均可判断为确诊病例。①具备任一型霍乱临床表现，并且粪便、呕吐物或肛拭子细菌培养分离到 O1 群和（或）O139 群霍乱弧菌；②在疫源检索中，粪便培养检出 O1 群和（或）O139 群霍乱弧菌，在前后 5 天内出现腹泻症状者。

2）治疗原则或特效药：

（1）各级医疗单位应设立感染性疾病科或肠道门诊（腹泻病门诊），以便加强对霍乱患者的早期诊断，减少交叉感染，并对各种腹泻患者做相应的处理。

（2）患者入院（临时隔离病房或指定的医院）后，按甲类传染病隔离（确诊病例与疑似病例分开隔离），对于危重患者应先在现场抢救，等病情稳定后，在医护人员陪同下送往指定的隔离病房。

（3）预防脱水，治疗脱水。

a. 轻型脱水患者，以口服补液为主。

b. 中、重型脱水患者需立即进行输液抢救，病情稳定后可改为口服补液。

c. 尽量鼓励霍乱患者在治疗期间饮水、进食。婴幼儿应继续母乳喂养。

d. 本病极期暂停进食。病情好转后，先给流质饮食，以后逐渐增加饮食量。

e. 给重型脱水患者适当的抗菌治疗，可缩短腹泻时间，减少排便量，缩短病程。

6. 防控措施。

1）传染源管理：确诊病例、疑似病例和带菌者应实行就地（近）隔离治疗。若转送患者，必须携带盛放吐泻物的容器和消毒药械。对途中污染的物品、地面和运送患者的工具要及时消毒。确诊病例、疑似病例和带菌者需在医疗机构或临时医疗点隔离治疗，达到出院标准后方可出院，或经粪便检测阴性后方可解除隔离管理。确诊病例的粪便、呕吐物以及可能被霍乱弧菌污染的物品，均需进行严格消毒处理。

2）接触人群管理：对密切接触者可采用一览表方式登记个人信息和联系方式，并进行医学观察，跟踪5天健康状况，开展卫生宣教，告知医学观察内容，接受粪便检测，不能参加聚餐、集会等活动，必要时对其排泄物进行消毒，防止污染水源、食品。与此同时，采集密切接触者的粪便或肛拭子进行霍乱弧菌检测，这也是发现霍乱带菌者的主要途径。为及时控制霍乱传播，对所有密切接触者均应开展至少一次粪便或肛拭子的霍乱弧菌培养检测。

3）一旦接触者出现腹泻等相关症状或粪便检测检出 O1 群和（或）O139 群霍乱弧菌，应尽快予以核实诊断和实施隔离治疗；对粪便检测阴性且无腹泻等相关症状者无需采取服药措施。在无条件及时开展粪便检测且医疗可及性较差的偏远地区（如远航渔船或医疗资源匮乏的灾区），仍需坚持对密切接触者的粪便进行严格管理消毒，并实施医学观察满 5 天，出现腹泻时立即进行隔离治疗。

4）疫点消毒：认真做好随时消毒和终末消毒，特别要注意确诊病例、疑似病例和带菌者吐泻物的消毒，应根据病情做到"三分开"与"六消毒"。受污染的水源、缸水、物品、食具、衣物、患者吃剩的食物、地面、墙壁等要分情况消毒处理。要仔细追查确诊病例，对疑似病例和带菌者近期内可能污染过的地方和物品应进行消毒。

（二）细菌性痢疾（菌痢）

1. 病原体：引起菌痢的病原菌为志贺菌，又称痢疾杆菌，属于肠杆菌科志贺菌属。

2. 流行特征。

1）传染源：患者和带菌者。以轻症非典型菌痢患者与慢性隐匿型菌痢患者为重要传染源。

2）传播途径：痢疾杆菌随患者或带菌者的粪便排出，通过污染手、食品、水源，或生活接触，或苍蝇、蟑螂等间接方式传播，最终均经口入消化道使易感者受感染。

3）易感人群：人群普遍易感。学龄前儿童患病多，与不良卫生习惯有关；成人患者与免疫力降低、接触感染机会多有关，加之患同型菌痢后无巩固免疫力，不同菌群间及不同血清型痢疾杆菌之间无交叉免疫，故造成重复感染或再感染而反复多次发病。

4）流行特征：①散发流行，主要集中在发展中国家，尤其是医疗条件差且水源不安全的地区。②季节性，一般从 5 月开始上升，8 月至 9 月达高峰，10 月以后逐渐减少。

3. 临床表现：潜伏期一般为 1~3 天（数小时至 7 天），流行期为 6 月至 11 月，发病高峰在 8 月。急性菌痢主要有全身中毒症状与消化道症状，可分成四型。

1）普通型（典型）：起病急，有中度毒血症表现，畏寒、发热（达 39℃）、乏力、食欲减退、恶心、呕吐、腹痛、腹泻、里急后重。先为稀水样便，1~2 天后稀便转成脓血便，每日排便数十次，量少，脱水不显著。常伴肠鸣音亢进和左下腹压痛。一般病程为 10~14 天。

2）轻型（非典型）：全身中毒症状、腹痛、里急后重、左下腹压痛均不明显，可有低热，糊状或水样便，混有少量黏液，无脓血，一般腹泻次数为每天 10 次以下。粪便检测有红、白细胞，培养有痢疾杆菌生长，可以此与急性肠炎相鉴别。一般病程为 3~6 天。

3）重型：多见于年老体弱或营养不良的患者。有严重全身中毒症状及肠道症状。起病急，高热，恶心，呕吐，剧烈腹痛及腹部（尤为左下腹）压痛，里急后重明显，脓血便，便次频繁，甚至失禁。病情进展快，明显脱水，四肢发冷，极度衰竭，易发生休克。

4）中毒型：此型多见于 2~7 岁体质好的儿童。起病急骤，全身中毒症状明显，高热达 40℃以上。患者精神萎靡、面色青灰、四肢厥冷、呼吸微弱、皮肤花纹、反复惊厥、嗜睡，甚至昏迷，而肠道炎症反应极轻。菌痢患者可反复发作或迁延不愈达 2 个月以上，可能与急性期治疗不当或致病菌种类（福氏菌感染易转为慢性）有关，也可能与全身情况差或胃肠道局部有慢性疾病有关。主要病理变化为结肠溃疡性病变，溃疡边缘可有息肉形成，溃疡愈合后留有瘢痕，导致肠道狭窄。

4. 实验室检查。

1）血常规：急性菌痢患者白细胞总数和中性粒细胞比例呈轻至中度升高。慢性患者可有血红蛋白低等贫血的表现。

2) 大便常规：典型者外观为鲜红黏冻状的稀便。镜检可见大量脓细胞（白细胞或脓细胞数大于或等于 15/HPF）和红细胞，并有巨噬细胞。

3) 细菌培养：粪便培养志贺菌阳性可确诊。

4) 特异性核酸检测。

5) 免疫学检查。

6) 肠镜检查。

7) X 线钡餐检查。

5. 诊疗。

1) 诊断标准：根据流行病学史、症状、体征及实验室检查结果，可初步做出诊断，病原学检查可确诊。①疑似病例：具有腹泻，脓血便或黏液便、水样便、稀便，伴有里急后重症状，难以确定其他原因腹泻者。②临床诊断病例：有不洁饮食或与菌痢患者接触史，出现腹泻、腹痛、里急后重、发热、脓血便等临床症状，大便常规检查白细胞或脓细胞数大于或等于 15/HPF（400 倍），并排除其他原因引起的腹泻。③确诊病例：临床诊断病例的粪便培养志贺菌属阳性。

2) 治疗原则或特效药：对患者应予胃肠道隔离，除一般治疗外，可根据粪便细菌培养及药物敏感试验选用适当的抗菌药物进行病原治疗。如复方磺胺甲基异噁唑、氯霉素、庆大霉素及卡那霉素等。亦可应用氨苄青霉素或哌拉西林等治疗。对中毒型菌痢应予以相应的抢救措施，如抗休克、冬眠药物和脱水药等。对慢性菌痢可采用保留灌肠的方法治疗。同时应注意病例管理、手卫生、环境消毒、食品和水安全管理、风险评估和健康教育。这些措施既适用于聚集性和暴发疫情的处置，也适用于散发病例的预防控制。

6. 防控措施。

1) 传染源管理：及时发现患者和带菌者，并进行有效隔离和彻底治疗，直至粪便培养阴性。重点监测从事饮食业、保育及水厂工作的人员。对于感染者应立即隔离并给予彻底治疗。慢性患者和带菌者不得从事上述行业的工作。

2）切断传播途径：饭前便后及时洗手，养成良好的卫生习惯，尤其应注意饮食和饮水的卫生情况。

3）保护易感人群：口服活菌苗可使人体获得免疫力，免疫力可维持 6～12 个月。

（三）伤寒、副伤寒

1. 病原体：伤寒沙门菌和甲、乙、丙型副伤寒沙门菌。

2. 流行特征。

1）传染源：患者和带菌者。

2）传播途径：粪-口途径传播，病菌随患者或带菌者的大便排出后，通过污染水、食品、日常生活接触物品传播给其他人，也可通过苍蝇、蟑螂等虫媒携带传播。

3）易感人群：人群普遍易感。各年龄组均可发病，高发年龄段为 0～10 岁、65 岁及以上。

4）流行分布：地区发病呈不均衡性，全年各月都有病例，但以夏秋季为高峰（8 月至 10 月），全国以散发为主，但有的地区时有暴发流行，其中以水型暴发和食物型暴发为主。

3. 临床表现。潜伏期：伤寒为 7～14 天；甲、乙型副伤寒平均为 8～10 天，丙型副伤寒为 1～3 天。

伤寒沙门菌和副伤寒沙门菌经口进入肠腔，侵入肠壁淋巴进入淋巴系统，再进入血流引起菌血症、出血、坏死并形成溃疡。伤寒发病缓慢，体温上升，有持续性高热、无力、皮疹、肝脾大以及中性粒细胞减少等中毒症状，典型病例可出现玫瑰疹，病程为 3～4 周，有的病例愈后继续排菌 3 周～3 个月，主要合并症为肠出血与肠穿孔。副伤寒与伤寒在临床上不易区别，副伤寒症状较轻，病程短，1～3周即愈。丙型副伤寒可引起食物中毒。病后均可获得较强的细胞免疫。

4. 实验室检查：

1）嗜酸性粒细胞减少或消失，白细胞总数正常或低下。

2）肥达反应"O"抗体凝集效价≥1：80，"H"抗体凝集效价≥1：160者。但在高发地区，许多正常人因既往感染亦可有较高滴度，此时最好首先检查当地人群免疫水平，确定正常值。

3）恢复期血清中特异性抗体效价较急性期增高4倍以上。

4）从血、骨髓、粪便、尿等任一种标本分离到伤寒沙门菌或副伤寒沙门菌。

5. 诊疗。

1）诊断标准如下。

（1）带菌者：无任何临床表现，从粪便中分离到伤寒沙门菌。

（2）临床诊断病例：临床表现为不明原因持续发热1周以上，或特殊中毒面容（表情淡漠、呆滞），相对缓脉，皮肤玫瑰疹，肝脾大。实验室检查示嗜酸性粒细胞减少或消失，白细胞总数正常或低下；或肥达反应"O"抗体凝集效价≥1：80，"H"抗体凝集效价≥1：160。

（3）确诊病例：实验室检查恢复期血清中特异性抗体效价较急性期血清特异性抗体效价增高4倍以上，或从血、骨髓、粪便中任一种标本分离到伤寒沙门菌。

2）治疗原则或特效药：病原治疗为关键，氟喹诺酮类为首选，如氧氟沙星和环丙沙星，儿童、孕妇、哺乳期妇女可用头孢曲松或头孢噻肟，过敏者可选用氯霉素，但注意其指征与不良反应。肠出血者应禁食，大量出血者应输血，并发肠穿孔时宜及早手术治疗。

6. 防控措施。

1）传染源及接触人群管理：做好疫情报告、流行病学调查，隔离治疗患者，所有伤寒患者或疑似患者都要及时隔离治疗。患者经正规治疗临床症状完全消失后 2 周，或临床症状消失，停药 1 周后，粪便检测 2 次阴性（间隔 2～3 天），方可解除隔离。进行疫点消毒处理和医学观察、检疫。

2）其他重要措施：

（1）深入开展卫生健康教育。

（2）免疫接种：以往使用的伤寒，副伤寒甲、乙三联疫苗国内已不供应，现在各生研所提供伤寒 Vi 多糖疫苗（单价，不包括副伤寒甲、乙型），保护率为 70％左右，反应轻微。成人剂量 0.5mL，前臂外侧肌注射。

（3）加强饮用水卫生管理和污水处理，做好粪便管理和污物处理。加强食品卫生管理，灭蝇。加强渔船民及流动人口管理、带菌者管理。

（四）甲型病毒性肝炎（甲肝）

1. 病原体：甲肝病毒属小核糖核酸病毒科肝病毒属，呈球形，无包膜，病毒基因组为单股正链 RNA，可分为七个基因型，但仅有一个血清型。甲肝病毒耐酸、耐碱、耐乙醚、耐高温，60℃ 12 小时不能完全灭活，70％乙醇能迅速灭活。

2. 流行特征。

1）传染源：急性患者和亚临床感染者。急性患者排毒量大，尤其在黄疸出现之前传染性最强。亚临床感染者的排毒量不及急性患者，其活动不受限制。

2）传播途径：主要是粪－口途径传播、日常生活接触传播、水与食物传播三种方式。日常生活接触传播是维持一个地区甲肝地方性流行的方式。我国东部和沿海地区出现过食用不洁贝类水生动物而造成的暴发流行。

3）易感人群：人群普遍易感，幼儿的亚临床感染比例要比成年人高，甲肝病毒感染后可获得持久免疫力。

4）流行分布：甲肝在我国的发病存在差异，存在明显的季节性和周期性。生活卫生条件较差的农村地区为高流行区，大中城市为低流行区。

3. 临床表现：甲肝病毒潜伏期为 14～49 天，平均为 30 天，临床分为三期：黄疸前期、黄疸期和恢复期。典型病例发病初期常有乏力、厌食、恶心、呕吐等症状，随后出现黄疸、小便深黄、大便灰白、皮肤巩膜黄染、肝脾大、体温升高。甲肝患者还可出现腹泻、肌肉疼痛、咽炎等。

4. 实验室检查。

1）血清丙氨酸氨基转移酶（ALT）明显升高。

2）血清总胆红素（TBIL）为正常上限数值 1 倍以上和（或）尿胆红素阳性。

3）血清学检查：抗－HAV IgM 阳性或抗－HAV IgG 双份血清呈 4 倍升高。

5. 诊疗。

1）诊断标准：

（1）根据流行病学史、临床症状、体征、实验室检查等综合分析、动态观察进行诊断。

（2）流行病学史：发病前 2～7 周内有不洁饮食史或不洁饮水史，与甲肝急性患者有密切接触史，当地出现甲肝暴发流行，有甲肝流行区旅行史。

2）治疗原则或特效药。

（1）休息：急性肝炎早期应住院或就地隔离治疗，保证休息。

（2）饮食：急性肝炎食欲减退者，应进易消化的清淡食物，有明显食欲减退或呕吐者，可静脉滴注 10％葡萄糖溶液。

（3）药物治疗：目前治疗急性肝炎的中西药物疗效无明显差

别，各地可根据药源，因地制宜地选用适当西药或中药进行治疗。用药种类不宜太多，时间不宜太长，用药要简化，不主张常规使用肾上腺皮质激素治疗急性肝炎。

（4）对重型肝炎患者应加强护理，密切观察病情变化，采取阻断肝细胞坏死、促进肝细胞再生、预防和治疗各种并发症等综合措施及支持疗法以阻止病情恶化。

6. 防控措施。

1）传染源管理：对于甲肝患者应该采取消化道隔离，因为甲肝病毒主要通过粪-口途径传播，饮用水源、食物、蔬菜、玩具等被甲肝病毒污染后可以导致流行，恶劣的环境、卫生条件会使感染者粪便中的甲肝病毒进入饮用水供应系统，进而造成感染，暴发流行见于水源或者食物污染。

2）切断传播途径：管理好水源，加强粪便管理，做好个人卫生、食品卫生以及食具消毒等工作，防止"病从口入"。

3）保护易感人群：建议为抗-HAV IgG 阴性者接种甲肝疫苗。患有慢性肝炎、艾滋病、肿瘤的人群和老人等免疫状态低下者为高危人群，他们合并感染甲肝病毒后病情容易加重、病死率增高，建议尽量接种甲肝疫苗。

（五）诺如病毒感染

1. 病原体：诺如病毒，原名诺瓦克病毒，属于杯状病毒科，可分为 GⅠ、GⅡ、GⅢ、GⅣ、GⅤ 5 个基因型，其中 GⅡ 是导致人类发病的最常见基因型。

2. 流行特征。

1）传染源：患者、隐性感染者和病毒携带者是主要传染源。

2）传播途径：诺如病毒传播途径包括人传人、经食物和经水传播。人传人可通过粪-口途径（如粪便或呕吐物产生的气溶胶），或间接接触被排泄物污染的环境传播。经食物传播是通过食用被诺如病毒污染的食物传播，感染诺如病毒的餐饮从业人员在备餐和供餐中污染食物，或食物在生产、运输和分发过程中被含有诺如病毒的人类排泄物或其他物质（如水等）所污染。牡蛎等贝类海产品和生食的蔬果类是引起暴发的常见食品。经水传播可由桶装水、市政供水、井水等其他饮用水源被污染所致。一起暴发中可能存在多种传播途径。例如，经食物传播引起的点源暴发常会导致在一个机构或社区内出现续发的人传人。

3）易感人群：人群普遍易感。

4）季节分布：诺如病毒感染具有明显的季节性，人们常把它称为"冬季呕吐病"。

3. 临床特征：诺如病毒感染的潜伏期相对较短，通常为12～48小时。诺如病毒感染发病以轻症为主，最常见症状是腹泻和呕吐，其次为恶心、腹痛、头痛、发热、畏寒和肌肉酸痛等。诺如病毒感染病程通常较短，症状持续时间平均为2～3天，但高龄人群和伴有基础疾病患者恢复较慢。尽管诺如病毒感染主要为自限性，但少数病例仍会发展成重症，甚至死亡。重症或死亡病例通常发生于高龄老人和低龄儿童。

4. 实验室检查。

1）粪便：诺如病毒检测首选粪便标本。每份标本 5g 或 5mL 以上，直接放置于清洁、无菌、干燥的密闭容器内。容器内不可加入任何保护剂、培养基、去污剂或金属离子，不可稀释。

2）肛拭子。

3）呕吐物。

4）水。

5）食品。

6）环境涂抹样。

5. 诊疗。

1) 诊断标准。

(1) 疑似病例：即急性胃肠炎病例，定义为 24 小时内出现排便≥3 次且有性状改变（呈稀水样便），和（或）24 小时内出现呕吐≥2 次者。

(2) 临床诊断病例：在诺如病毒感染引起的聚集性或暴发疫情中，符合疑似病例定义，且与实验室诊断病例有流行病学关联的病例。

(3) 实验室诊断病例：疑似病例或临床诊断病例中，粪便、肛拭子或呕吐物标本经诺如病毒核酸检测阳性，或酶联免疫吸附试验抗原检测阳性者。

2) 聚集性疫情和暴发疫情判定标准。

(1) 聚集性疫情：3 天内，同一学校、托幼机构、医疗机构、养老院、工厂、建筑工地、游轮、社区/村庄等集体单位或场所，出现 5 例及以上有流行病学关联的诺如病毒感染病例，其中至少 2 例是实验室诊断病例。

(2) 暴发疫情：7 天内，同一学校、托幼机构、医疗机构、养老院、工厂、建筑工地、游轮、社区/村庄等集体单位或场所，出现 20 例及以上有流行病学关联的诺如病毒感染病例，其中至少 2 例是实验室诊断病例。

(3) 不具备诺如病毒实验室检测能力，或在疫情发现早期，若符合以下卡普兰标准（Kaplan criteria）的 4 项特征，可判定为疑似诺如病毒感染聚集性疫情或暴发疫情：

a. 一半以上患者出现呕吐症状。

b. 平均潜伏期 24~48 小时。

c. 平均病程 12~60 小时。

d. 排除细菌、寄生虫及其他病原体感染。

卡普兰标准识别诺如病毒暴发疫情的灵敏度为 68%，特异度为 99％。

3）治疗原则或特效药：目前，针对诺如病毒感染尚无特异的抗病毒药和疫苗，其预防控制主要采用非药物性预防措施，包括病例管理、手卫生、环境消毒、食品和水安全管理、风险评估和健康教育。这些措施既适用于聚集性疫情和暴发疫情的处置，也适用于散发病例的预防控制。

6. 防控措施。

1）传染源管理：鉴于诺如病毒的高度传染性，对诺如病毒感染人员进行规范管理是阻断传播和减少环境污染的有效手段。

（1）病例：在其急性期至症状完全消失后 72 小时应进行隔离。轻症患者可居家或在疫情发生机构就地隔离，症状重者需送医疗机构按肠道传染病进行隔离治疗，医疗机构应做好感染控制，防止院内传播。

（2）隐性感染者：建议自诺如病毒核酸检测阳性后 72 小时内进行居家隔离。

（3）从事食品操作岗位的病例及隐性感染者：诺如病毒排毒时间较长，尽管病例症状消失 72 小时后，或隐性感染者自核酸检测阳性算起 72 小时后的病毒排出载量明显下降，但仍可能存在传播的风险。为慎重起见，建议对食品从业人员采取更为严格的病例管理策略，需连续 2 天粪便或肛拭子诺如病毒核酸检测阴性后方可上岗。

2）手卫生：保持良好的手卫生是预防诺如病毒感染和控制传播最重要、最有效的措施。

3）环境消毒：

（1）学校、托幼机构、养老机构等集体单位和医疗机构应建立日常环境清洁消毒制度。

（2）化学消毒剂是阻断诺如病毒通过被污染的环境或物品表面传播的主要方法之一，最常用的是含氯消毒剂，按产品说明书现配现用。

（3）发生诺如病毒感染聚集性疫情或暴发疫情时，应做好消毒工作，重点对患者呕吐物、排泄物等污染物污染的环境物体表面、生活用品、食品加工工具、生活饮用水等进行消毒。

（4）患者尽量使用专用厕所或者专用便器。患者呕吐物含有大量病毒，如不及时处理或处理不当很容易造成传播，当患者在教室、病房或集体宿舍等人群密集场所发生呕吐时，应立即向相对清洁的方向疏散人员，并对呕吐物进行消毒处理。

（5）实施消毒和清洁前，需先疏散无关人员。在消毒和清洁过程中应尽量避免产生气溶胶或扬尘。环境清洁消毒人员应按标准预防措施佩戴个人防护用品，注意手卫生，同时根据化学消毒剂的性质做好化学品的有关防护。

4）其他措施：食品安全管理、水安全管理、风险评估和健康教育。

（六）急性出血性结膜炎

1. 病原体：肠道病毒 70 型（Enterovirus type 70，EV70）和柯萨奇病毒（Coxsackie virus）A 组 24 型变种（CA24v）是急性出血性结膜炎的主要病原体。腺病毒 11 型也可引起该病。CA24v 和 EV70 适合在温暖潮湿的环境中生存与传播，均耐酸、耐乙醚、耐碘苷。75％乙醇是有效的消毒剂。

2. 流行特征。

1）传染源：患者是本病的主要传染源，其眼部分泌物及泪液均含有病毒。发病后 2 周内传染性最强。

2）传播途径：该病主要通过接触被患者眼部分泌物污染的手、物品或水等而发病，部分患者的咽部或粪便中也存在病毒。

3）易感人群：人群普遍易感，各年龄组均可感染发病。

4）流行分布：该病全年均可发病，有明显的季节特点，以夏秋季多见。易在人口稠密、卫生条件差的地区流行，在托幼机构、学校、工厂企业等人群聚集的地方易发生暴发流行。医院门诊的交叉感染和口腔器械消毒不严格也可造成传播。

3. 临床表现：该病潜伏期一般为 12～48 小时，最长可达 6 天。起病急剧，自觉症状明显，双眼先后或同时患病，有剧烈的异物感以及眼红、眼刺痛、畏光、流泪等刺激症状。早期分泌物为水性，重者带淡红色，继而为黏液性。

4. 实验室检查。

1）结膜细胞学检查见以单个核细胞为主。

2）结膜拭子涂擦或结膜刮取物培养分离出病毒，应用微量中和实验鉴定为 EV70 或 CA24v。

3）结膜细胞涂片或细胞培养物涂片间接免疫荧光法检测，查见 EV70 或 CA24v 抗原。

4）双相血清学检查，患者恢复期血清抗 EV70 或抗 CA24v 抗体比急性期血清抗体水平升高≥4 倍。

5. 诊疗。

1）诊断标准。

（1）疑似病例：同时符合流行病学史和临床表现。

（2）临床诊断病例：同时符合流行病学史、临床表现和实验室检查中的 1）。

（3）确诊病例：同时符合流行病学史、临床表现和实验室检查中 2）、3）、4）任何一项。

2）治疗原则或特效药：临床上可用抗病毒滴眼液，开始时每小时一次，3 天后逐渐减少次数，晚间涂更昔洛韦眼膏或抗生素眼膏。有角膜上皮病变的患者加用表皮生长因子滴眼液或眼表面润滑剂或人工泪液促进上皮修复及保护上皮。有前房炎症时加用散瞳剂或非甾体抗炎药。中药金银花、野菊花、板蓝根、桑叶、薄荷等热熏敷或提取液滴眼对缓解症状有一定疗效。眼分泌物多时，可用温生理盐水或 3‰ 硼酸液清洗结膜囊。抗生素、磺胺类药可以作为预防混合感染或继发细菌感染用药。

6. 防控措施。

1）传染源管理：

（1）对患者进行规范治疗，防止眼部并发症发生。

（2）患者病后 7~10 天内应尽量居家治疗休息，减少公共场所活动。

（3）患者接触过的物品应擦拭消毒、煮沸消毒或开水浇烫。患者的洗漱用品要严格做到与其他家庭成员或同居室人员分开，不能混用，避免交叉污染。如接触患者使用过的物品，应充分清洁或消毒手部。

2）接触人群管理：

（1）发生疾病暴发流行时，学校和托幼机构要强化晨检制度，工厂等集体机构要建立健康检视制度。一旦发现患者，应要求患者脱离学习、工作环境，居家治疗休息。

（2）医疗机构应加强预检分诊和消毒措施的落实。医务人员检查和治疗患者后，必须认真消毒双手，未对双手消毒前，不得再接触其他患者。诊疗患者过程中所使用的仪器、物品要擦拭消毒。疾病流行期间，医院应专辟诊室或诊台接诊患者，避免交叉感染。

3）其他重要措施：

（1）加强对游泳池、浴池、理发室、旅馆的卫生管理与监督。劝阻患者进入公共场所或参与社交活动。疾病暴发流行期间，相关管理部门可根据疫情控制需要，关闭游泳池、浴池等公共场所。

（2）平时要加强健康教育，普及手卫生和爱眼护眼知识，养成勤洗手、不共用毛巾脸盆等个人生活用品的卫生习惯。

（3）一般不宜采用集体滴眼药等方式进行该病的群体预防。

三、虫媒传染病和其他疾病

（一）登革热

1. 病原体：登革病毒（DENV）属黄病毒科黄病毒属。登革病毒呈球形，直径 45～55nm。登革病毒共有 4 个血清型（DENV-1、DENV-2、DENV-3 和 DENV-4），4 个血清型均可感染人，其中 DENV-2 重症率及病死率均高于其他型。登革病毒对热敏感，56℃ 30 分钟可灭活，但在 4℃条件下其感染性可保持数周。超声波、紫外线、0.05％甲醛溶液、乳酸、高锰酸钾、龙胆紫等均可灭活病毒。病毒在 pH 值 7～9 时最为稳定，在-70℃或冷冻干燥状态下可长期存活。

2. 流行特征。

1）传染源：登革热患者、隐性感染者和登革病毒感染的非人灵长类动物以及带毒的媒介伊蚊。

2）传播途径：主要通过伊蚊叮咬传播。传播媒介主要为埃及伊蚊和白纹伊蚊，俗称"花蚊子"。登革热以患者/隐性感染者→伊蚊→健康人的途径不断传播。人与人之间不会直接传播疾病。

3）易感人群：人群普遍易感，但感染后仅有部分人发病。感染登革病毒后，人体可对同型病毒产生持久免疫力，但对异型病毒感染不能形成有效保护，若再次感染异型或多个不同血清型病毒，机体可能发生免疫反应，从而导致严重的临床表现。

4）流行分布：登革热流行于全球热带及亚热带地区，尤其是在东南亚、太平洋岛屿和加勒比海等地区。我国各省均有输入病例报告，广东、云南、福建、浙江、海南等南方省份可引发本地登革热流行，主要发生在夏秋季。

3. 临床表现：登革热的潜伏期一般为 1~14 天，多数为 5~9 天。感染登革病毒后，可导致隐性感染、登革热、登革出血热，登革出血热我国少见。登革热是一种全身性疾病，临床表现复杂多样。典型的登革热病程分为三期，即急性发热期、极期和恢复期。根据病情严重程度，可将登革热分为普通登革热和重症登革热两种临床类型。

1) 急性起病，突发高热（可伴畏寒，24 小时内体温可达40℃），明显疲乏、厌食、恶心等，常伴有较剧烈的头痛、眼眶痛、全身肌肉痛、骨关节痛等症状，可伴面部、颈部、胸部潮红，结膜充血等。

2) 皮疹：于病程第 3~6 天在颜面、四肢出现充血性皮疹或点状出血疹。典型皮疹为见于四肢的针尖样出血点及"皮岛"样表现等。多有痒感，不脱屑，持续 3~5 天。

3) 出血倾向：部分患者可出现不同程度的出血表现，如皮下出血、注射部位瘀点、牙龈出血、鼻出血及束臂试验阳性等。

4) 严重出血：皮下血肿，肉眼血尿，消化道、胸腹腔、阴道、颅内等部位出血。

5) 严重器官损伤：急性心肌炎、急性呼吸窘迫综合征、急性肝损伤、急性肾功能不全、中枢神经系统损伤等表现。

6) 休克：心动过速、肢端湿冷、毛细血管充盈时间延长超过 3 秒、脉搏细弱或测不到、脉压减小或血压测不到等。

4. 实验室检查。

1) 血常规：白细胞总数减少，多数病例早期开始下降，病程第 4~5 天降至最低点，白细胞分类计数以中性粒细胞下降为主。多数病例有血小板减少，最低可降至 10×10^9/L 以下。

2) 尿常规：可见少量蛋白、红细胞等，可有管型出现。

3) 血生化：超过半数的患者转氨酶、乳酸脱氢酶升高，部分患者肌酸激酶及其同工酶（CK/CK－MB）、脑钠肽（BNP）、肌钙蛋白、尿素氮和肌酐升高。丙氨酸氨基转氨酶（ALT）和天门冬氨酸氨基转氨酶（AST）呈轻中度升高，少数患者总胆红素升高，血清白蛋白降低。部分患者可出现低钾血症等电解质紊乱。出凝血功能检查可见纤维蛋白原减少，凝血酶原时间和部分凝血活酶时间延长，重症病例的凝血因子Ⅱ、Ⅴ、Ⅶ、Ⅸ和Ⅹ减少。

4）病原学及血清学检查：可采集急性期及恢复期血液标本送检。有病原学检查条件的医疗机构应尽快检测，无病原学检查条件的医疗机构应留取标本送指定机构检测。

急性发热期可应用登革热抗原（NS1）检测及病毒核酸检测进行早期诊断，有条件者可进行血清学分型和病毒分离。

初次感染患者发病后3~5天可检出IgM抗体，发病2周后达到高峰，可维持2~3个月；发病1周后可检出IgG抗体，IgG抗体可维持数年甚至终生；发病1周内，在患者血清中检出高水平特异性IgG抗体提示二次感染，也可结合捕获法检测的IgM/IgG抗体比值进行综合判断。

5. 诊疗。

1）诊断标准：根据流行病学史、临床表现及实验室检查结果，可做出登革热诊断。在流行病学史不详的情况下，根据临床表现、辅助检查和实验室检查结果做出诊断。

（1）疑似病例：符合登革热临床表现，有流行病学史（发病前14天内到过登革热流行区，或居住场所、工作场所周围1个月内曾出现过登革热病例），或有白细胞和血小板减少者。

（2）临床诊断病例：符合登革热临床表现，有流行病学史，并有白细胞、血小板同时减少，单份血清登革病毒特异性IgM抗体阳性。

（3）确诊病例：疑似或临床诊断病例，急性期血清检测出

NS1 抗原或病毒核酸，或分离出登革病毒，或恢复期血清特异性 IgG 抗体阳转或滴度 4 倍以上升高。

（4）重症登革热的诊断：临床或确诊病例有下列情况之一者。

a. 严重出血，包括皮下血肿、呕血、黑便、阴道流血、肉眼血尿、颅内出血等。

b. 休克、心动过速、肢端湿冷、毛细血管充盈时间延长超过 3 秒、脉搏细弱或测不到、脉压减小或血压测不到等。

c. 严重的器官损伤，急性心肌炎、急性呼吸窘迫综合征、急性肝损伤、急性肾功能不全、中枢神经系统损伤等。

2）治疗原则或特效药：目前尚无特效的抗病毒治疗药物，主要采取对症支持治疗。治疗原则是早发现、早治疗、早防蚊隔离。重症病例的早期识别和及时救治是降低病死率的关键。

6. 防控措施：防控登革热需在疫情早期阶段及时采取综合防控措施。

1）病例监测与管理：根据《登革热病例监测指南》和《登革热实验室检测指南》开展病例报告、实验室快速检测、核实诊断、个案调查和病例搜索（出现本地病例和流行季出现输入病例时必须开展病例搜索）、病例救治与防蚊隔离工作（防蚊隔离解除标准：病程超过 5 天，并且退热 24 小时以上可解除），旨在明确感染来源、确定疫点、控制传染源、掌握疫情进展、发现潜在感染者、降低重症死亡率。

2）伊蚊监测与控制：开展伊蚊常规和应急监测，做好媒介伊蚊监测结果的及时共享，定期向上级疾病预防控制机构报送，实现伊蚊监测结果及时逐级报送。大力开展灭蚊、环境清理、清除孳生地工作，动态评价灭蚊效果，建立持续有效的信息通报反馈机制，旨在全面控制伊蚊活动，切断传播途径。这是登革热防控工作的核心举措。媒介伊蚊防控根据《登革热媒介伊蚊控制指南》开展。医疗机构接诊人员做好个人防护（长袖长裤等个人防蚊措施），落实院内感染控制（防蚊灭蚊）工作。

3）风险评估和形势研判：综合分析疫情、伊蚊、气候、环境、风俗文化、输入风险等重要影响因素，开展动态风险评估，对不同地区科学分类，是确保防控措施有的放矢的关键。

4）宣传教育与风险沟通：通过传媒、网络、通信、教学等多种方式，广泛深入开展宣传教育，做好疫情预警与风险沟通，普及疾病知识。充分调动群众积极性，全面开展爱国卫生运动，清除媒介伊蚊孳生地，形成防蚊灭蚊习惯。这是登革热防控工作的重要环节。

5）政策、物资和经费保障：各级人民政府应根据本地区响应情况，做好人员、经费、物资、后勤、交通等保障工作。这是防控工作顺利开展的根本保障。

（二）基孔肯雅热

1. 病原体：基孔肯雅病毒属于披膜病毒科甲病毒属，病毒直径为 60~70nm，有包膜。基因组为单股正链 RNA，有 1 个血清型，可分 3 个基因型，即西非型、中－东－南非洲型和亚洲型。病毒不耐酸、不耐热，56℃ 30 分钟即可灭活，70％乙醇、1％次氯酸钠、脂溶剂、过氧乙酸等消毒剂及紫外照射均可杀灭病毒。

2. 流行特征。

1）传染源：患者和隐性感染者。非人灵长类动物是本病的宿主。

2）传播途径：主要通过媒介伊蚊叮咬传播。

3）易感人群：人群普遍易感。人感染病毒后可获得持久免疫力。

4）流行分布。

（1）地区分布：基孔肯雅热主要分布于非洲、南亚和东南亚地区。在非洲主要流行的国家或地区为坦桑尼亚、南非、津巴布韦、扎伊尔、塞内加尔、安哥拉、尼日利亚、乌干达、罗得西亚、科摩罗、毛里求斯、马达加斯加、马约特岛、塞舌尔及法属留尼旺岛等。在亚洲有印度、斯里兰卡、缅甸、越南、泰国、老挝、柬埔寨、菲律宾和马来西亚等。2005—2007年本病在印度洋岛屿、印度和东南亚地区广泛流行，导致数百万人患病。

（2）季节分布：本病主要流行季节为夏秋季，热带地区一年四季均可流行。季节分布主要与媒介活动有关。

（3）人群分布：任何年龄均可感染发病，但新老疫区有差异。在新疫区或输入性流行区，所有年龄组均可发病。在非洲和东南亚等长期流行地区，儿童发病较多。无性别、职业和种族差异。

5）传播媒介：白纹伊蚊和埃及伊蚊是本病的主要传播媒介。伊蚊在叮咬病毒血症期的人或动物后，病毒在蚊虫体内繁殖并到达唾液腺内增殖，经2~10天的外潜伏期再传播病毒。蚊体内的病毒可存活较长时间，甚至终生带毒。

3. 临床表现：本病的潜伏期为2~12天，通常为3~7天。

1）急性期。

（1）发热：患者常突然起病，寒战、发热，体温可达39℃，伴有头痛、恶心、呕吐、食欲减退，淋巴结肿大。一般发热1~7天即可退热，有的患者约3天后再次出现较轻微发热（双峰热），持续3~5天恢复正常。有些患者可有结膜充血和轻度畏光的结膜炎表现。

（2）皮疹：80%的患者在发病后2~5天，躯干、四肢的伸展侧，手掌和足底出现皮疹，为斑疹、丘疹或紫癜，疹间皮肤多正常，部分患者伴有瘙痒感。数天后消退，可伴有轻微脱屑。

（3）关节疼痛：发热的同时，多个关节和脊椎出现疼痛、关节肿胀，可伴有全身性肌痛。关节痛多为游走性，随运动加剧，晨间较重。病情发展迅速，往往在数分钟或数小时内关节功能丧失，不能活动。主要累及小关节，如指关节、腕关节、踝关节和趾关节等，也可能涉及膝关节和肩关节等大关节，腕关节受压引起的剧烈疼痛是本病的特点。关节积液少见。X线检查正常。

（4）其他：极少数患者可出现脑膜脑炎、肝功能损伤、心肌炎及皮肤黏膜出血。

2）恢复期：急性期后，绝大多数患者的关节疼痛及僵硬状态可完全恢复。部分患者持续性关节疼痛和僵硬可达数周至数月，甚至3年以上。个别患者留有关节功能受损等后遗症。

4. 实验室检查：采集样品为血清、脑脊液。

1）一般检查。

（1）血常规：白细胞计数多为正常，少数患者白细胞总数及淋巴细胞减少、血小板计数轻度降低。

（2）生化检查：部分患者血清 ALT、AST、肌酸激酶（CK）升高。

（3）脑脊液检查：脑膜脑炎患者脑脊液检查符合病毒性损伤的改变。

2）血清学检查。

（1）血清特异性 IgM 抗体：采用酶联免疫吸附试验、免疫层析等方法检测，捕获法检测 IgM 抗体的结果较为可靠。一般情况下，发病后第1天出现 IgM 抗体，第5天多数患者呈阳性。

（2）血清特异性 IgG 抗体：采用酶联免疫吸附试验、免疫荧光法、免疫层析等方法检测。一般情况下，发病后第2天出现 IgG 抗体，第5天多数患者呈阳性。

3）病原学检查。

（1）核酸检测：采用 RT－PCR 和 real－time RT－PCR 等核酸扩增方法检测。一般发病后4天内在多数患者的血清中可检测到病毒核酸。

（2）病毒分离：采集发病 2 天内患者血清标本，用 Vero、C6/36、BHK-21 和 HeLa 等敏感细胞进行病毒分离。

5. 诊疗。

1）诊断依据。

（1）流行病学史：生活在基孔肯雅热流行地区或 12 天内有疫区旅行史，发病前 12 天内有蚊虫叮咬史。

（2）临床表现：急性起病，以发热为首发症状，病程第 2～5 天出现皮疹，多个关节剧烈疼痛。

（3）实验室检查：血清特异性 IgM 抗体阳性，恢复期血清特异性 IgG 抗体滴度比急性期有 4 倍以上增高，从患者标本中检出基孔肯雅病毒 RNA，从患者标本中分离到基孔肯雅病毒。

2）诊断标准。

（1）疑似诊断：具有上述流行病学史和临床表现，或无流行病学史但具有上述典型的临床表现。

（2）确定诊断：疑似诊断的基础上具备诊断依据中实验室检查任一项者。

3）治疗原则或特效药：本病无特效药物治疗，主要为对症处理。

（1）一般治疗：发热期应卧床休息，不宜过早下地活动，防止病情加重。采取防蚊隔离措施。

（2）对症治疗。

a. 降温：对于高热患者应先采用物理降温。有明显出血症状的患者，要避免乙醇擦浴。

b. 镇痛：关节疼痛较为严重者，可使用镇痛药物。

c. 脑膜脑炎的治疗：治疗要点为防治脑水肿。可使用甘露醇、呋塞米（速尿）等药物降低颅压。

d. 关节疼痛或活动障碍者可进行康复治疗。

6. 防控措施。

1）传染源管理：尽量就地治疗，以减少传播机会。患者在病毒血症期间，应予以防蚊隔离。隔离期为发病后 5 天。强化医务人员培训，提高疾病识别能力，发现疑似和确诊病例应及时上报并防蚊隔离。

2）接触人群管理：无。

3）其他重要措施。

（1）切断传播途径：病室中应有蚊帐、纱窗、纱门等防蚊设备。开展爱国卫生运动，搞好室内外环境卫生，消灭蚊虫和清除蚊虫孳生地。划定核心区和预警区，制定相应的防控策略。在核心区采取以杀灭成蚊、清理蚊虫孳生地为重点的综合防控措施。对预警区的人群，主动开展发热伴关节疼痛等症状的应急监测工作。

（2）保护易感人群：目前尚无可供使用的疫苗，主要采取个人防蚊措施。同时，加强卫生宣教，普及预防知识。

（3）媒介监测与效果评价。

（三）拉沙热

1. 病原体：拉沙病毒属于沙粒病毒科，病毒直径为 80～150nm（平均 100nm），有包膜。拉沙病毒的基因组为 2 条双义单股负链 RNA（S 和 L）。S 片段全长 3.5kb，编码病毒的核蛋白（NP）和包膜糖蛋白（GP1、GP2）；L 片段全长 7.2kb，编码病毒 RNA 多聚酶和 Z 蛋白。拉沙病毒可在 Vero 细胞中繁殖，也可以感染多种动物，如小鼠、仓鼠、豚鼠、恒河猴等。拉沙病毒对理化因素的抵抗力较弱，对酸、热、紫外线、脂溶剂、去污剂等敏感。

2. 流行特征。

1）传染源：拉沙病毒在自然界中的主要传染源和宿主为啮

齿类动物，以多乳鼠为主，其次有黑家鼠和小鼷鼠。多乳鼠感染拉沙病毒并不发病，该鼠带毒率很高，呈慢性持续无症状感染，其唾液和尿液携带并排出病毒，可污染食物和水源。拉沙热患者和隐性感染者亦为传染源，可导致院内感染。

2）传播途径：该病为人畜共患疾病，可通过直接或间接接触鼠排泄物而感染。鼠排泄物、分泌物以及含拉沙病毒的患者血液及分泌物可通过破损的皮肤、黏膜或污染的食物传染给接触者。拉沙病毒也可发生人际传播、院内感染和实验室感染。

3）易感人群：人群普遍易感。由于是机会性感染，儿童可能因为接触鼠类机会少而患病率略低。感染后会产生免疫力，但目前尚不清楚免疫力的有效期限。

4）流行分布：拉沙热具有传染力强、传播迅速、发病率高的特点，症状不明显，传染源不易被发现，容易造成疫情蔓延。该病在中非共和国、利比里亚、尼日利亚、塞拉利昂有过暴发的报道。居住在拥挤、脏乱的钻石采矿地区的居民的发病率最高，医务人员也是高危人群中的重要群体。拉沙热全年均可发病。

3. 临床表现：拉沙热潜伏期为6～21天，平均10天。起病缓慢，症状包括全身不适、发热、咽痛、咳嗽、恶心、呕吐、腹泻、肌痛及胸腹部疼痛，发热为稽留热或弛张热，常见眼部和结膜的炎症和渗出。约80％的人类感染表现为轻症或无症状，其他表现为严重多系统疾病。疾病在妊娠期尤为严重，超过80％的孕妇可发生流产。严重病例常发生低血压或休克、胸膜腔积液（胸水）、出血、癫痫样发作、脑病和颈部水肿，也常伴有蛋白尿和血液浓缩。恢复期可发生暂时性脱发和运动失调。25％的患者可发生第Ⅷ对脑神经性耳聋，1～3个月后仅半数患者可恢复部分功能。妊娠3个月内妇女和胎儿病死率尤其高。AST高于150V/L和高病毒血症者预后较差。

4. 实验室检查。

1）一般检查。

（1）血常规：白细胞分类中淋巴细胞增多，血小板减少。

（2）尿常规：可出现蛋白尿、血尿，在尿液中可出现管型。便潜血阳性。

（3）生化检查：可有 AST、ALT、BUN 升高。

2）血清学检查：有助于患者早期诊断，目前主要应用的检查方法有间接免疫荧光法、酶联免疫吸附试验、血凝抑制试验、固相免疫血球吸附试验等。发病早期和恢复期两次血清特异性 IgG 或 IgM 型抗体效价递增 4 倍以上或抗原阳性均具有确诊意义。

3）病原学检查。

（1）血清中特异性抗原：多采用酶联免疫吸附试验检测。一般情况下，拉沙病毒抗原于发病后第 1 周出现。

（2）核酸检测：采用 RT-PCR 等检测。病程 5 天内大多数患者的血清中可检测到病毒核酸，发病后 30 天内在半数以上患者中仍可检测到。

（3）病毒分离：采集发病 14 天内患者血清或全血标本，用 Vero 细胞进行病毒分离。

目前，多将病毒分离与间接免疫荧光法、核酸检测技术等结合起来，在保留其可靠性的同时提高了实验的灵敏度和特异度。

5. 诊疗。

1）诊断标准。

（1）诊断依据。

a. 流行病学史：生活在拉沙热流行地区或 3 周内有疫区旅行史。

b. 临床特点：发热、咽炎、胸骨后疼痛和蛋白尿可作为早期诊断线索。咽喉部发炎且扁桃体上有白色的斑点是其与其他疾病区分的重要体征。

c. 实验室检查：血清中特异性病毒抗原阳性，血清特异性 IgM 抗体阳性，恢复期血清特异性 IgG 抗体滴度比急性期有 4 倍以上增高，从患者标本中检出拉沙病毒 RNA，从患者标本中分离到拉沙病毒。

（2）诊断。

a. 疑似病例：具有流行病学史和临床表现。

b. 确诊病例：疑似或临床诊断的基础上具备诊断依据中实验室检查任一项者。

2）治疗原则或特效药：本病应采取严密隔离至少 3～4 周。采取对症支持治疗和抗病毒治疗，其中利巴韦林治疗拉沙热效果较好，在病程的任一时期使用都有一定疗效，早期使用最佳，病程 1 周内接受治疗可降低病死率，静脉用药比口服效果更好。本病于 1969 年就开始使用免疫血浆治疗，但除了在免疫血浆的获得、检测、控制、储存等方面存在困难外，免疫血浆的疗效在动物实验中相对有限。可使用免疫血浆 1～2 单位/次，10～12 小时可见效。

6. 防控措施。

1）传染源管理：主要为灭鼠和环境整治，降低鼠密度。对疑似病例应就地实行医学观察，进行留验处理。确诊病例必须在专业的传染病治疗机构进行严格的隔离治疗。由于可以发生院内感染，因此必须采取严格措施隔离患者的体液和分泌物。隔离区内采取呼吸道防护措施。男性患者必须禁止性生活 3 个月，直到精液内检查无病毒为止。

2）环境消毒：患者的排泄物、分泌物、血和患者接触过的所有物品以及血液检查用的试验器械、可疑污染场所，都要选择敏感消毒剂喷洒、喷雾或熏蒸消毒处理。常用消毒剂有 0.5％次氯酸钠溶液或加去污剂的石碳酸。其他可供选择的方法有高压消毒、焚化或煮沸。此外，紫外线可用于空气消毒。

3）接触人群管理：

（1）目前尚无可供使用的疫苗，主要采取个体防护措施，家庭成员和医务人员避免接触患者血液、体液和排泄物。接触、护理染疫动物和患者的人，进行疫点处理的工作人员必须穿戴全套防护服和防病毒面罩操作。

（2）该病的潜伏期可短至 3 天，有必要迅速和有效开展接触者追踪。在患者传染期内可能密切接触的所有人员都应进行隔离观察：每天测量两次体温，直至最后一次接触 3 周后，一旦体温高于 38.3℃，应立即进行隔离治疗。

4）其他重要措施：

（1）加强国境检疫，预防疫情输入。对来自西非流行地区的人员、动物和货物做好检疫工作，严防疾病传入我国，尤其加强对可疑病例和染疫动物的检疫。口岸检疫部门一旦发现病例，要及时通报卫生相关部门做好疫情调查和处理。

（2）加强对出境人员防病知识的宣传。防止拉沙热流行的最有效的方法是切断人与鼠类之间的接触。前往流行地区的人员应避免与鼠类接触，采取有效措施防止鼠类进入家中，避免接触鼠类污染的食物和物品。注意做好食品卫生、食具消毒和食物保藏等工作。避免与疑似病例接触。

（四）寨卡病毒病

1. 病原体：寨卡病毒属黄病毒科黄病毒属，呈球形，直径为 40～70nm，有包膜。基因组为单股正链 RNA，长度约为 10.8kb，分为亚洲型和非洲型两个基因型。寨卡病毒与同为黄病毒属的登革病毒、黄热病毒及西尼罗病毒等存在较强的血清学交叉反应。病毒可在蚊源细胞（C6/36）、哺乳动物细胞（Vero）等细胞中培养繁殖并产生病变。寨卡病毒的抵抗力不详，但黄病毒属的病毒一般不耐酸、不耐热，60℃ 30 分钟可灭活，70％乙醇、0.5％次氯酸钠、脂溶剂、过氧乙酸等消毒剂及紫外线照射均可灭活。

2. 流行特征。

1）传染源和传播媒介：患者、无症状感染者和感染寨卡病毒的非人灵长类动物是该病的可能传染源。埃及伊蚊为寨卡病毒的主要传播媒介，白纹伊蚊、非洲伊蚊、黄头伊蚊等多种伊蚊属蚊虫也可能传播该病毒。

2）传播途径：

（1）蚊媒传播。蚊媒传播为寨卡病毒的主要传播途径。蚊媒叮咬寨卡病毒感染者而被感染，然后再通过叮咬的方式将病毒传染给其他人。

（2）母婴传播。有研究证明寨卡病毒可通过胎盘由母亲传染给胎儿。孕妇可能在分娩过程中将寨卡病毒传播给新生儿。在乳汁中曾检测到寨卡病毒核酸，但尚无寨卡病毒通过哺乳感染新生儿的报道。

（3）性传播。寨卡病毒可通过性传播，目前报告的少量病例均为男性患者感染其女性性伴。目前尚无证据表明感染寨卡病毒的女性可将病毒传播给其性伴。

（4）血液传播。寨卡病毒可能通过输血传播，目前已有可能经输血传播的病例报告。

3）易感人群：包括孕妇在内的各类人群普遍易感。曾感染过寨卡病毒的人可能对再次感染具有免疫力。

4）流行分布：寨卡病毒病目前主要流行于拉丁美洲及加勒比、非洲、东南亚和太平洋岛国等。从 1947 年发现病毒至 2007 年以前，寨卡病毒病主要为散发。2007 年在太平洋岛国出现暴发疫情。2013—2014 年在南太平洋的法属波利尼西亚发生暴发疫情，报告病例约 10000 例。2015 年开始蔓延至拉丁美洲及加勒比多个国家。北美洲的美国、加拿大，亚洲及欧洲部分国家有输入病例报告。我国目前有输入病例报道，随着蚊媒活跃季节的到来，有伊蚊分布的地区存在发生本地传播的风险。寨卡病毒病发病季节与当地媒介伊蚊的季节消长有关，疫情高峰多出现在夏秋季。在热带和亚热带地区，寨卡病毒病一年四季均可发病。

3. 临床表现：患者的确切传染期尚不清楚，有研究表明患者发病早期可产生病毒血症，具备传染性。病毒血症期多为5~7天，一般从发病前2~3天到发病后3~5天，部分病例可持续至发病后11天。临床症状包括发热、皮疹（多为斑丘疹）、结膜炎、关节痛及肌肉痛等。感染寨卡病毒后，约80%的人为隐性感染，仅有20%的人出现上述临床症状，一般持续2~7天后自愈，重症和死亡病例少见。寨卡病毒感染可能导致少数人出现神经系统和自身免疫系统并发症。越来越多的研究结果提示，孕妇感染寨卡病毒可能导致新生儿小头畸形。

4. 实验室检查。

1）血常规：部分病例可有白细胞计数和血小板计数降低。

2）血清学检查。

（1）寨卡病毒 IgM 检测：采用酶联免疫吸附法、免疫荧光法等检测。

（2）寨卡病毒中和抗体检测：采用空斑减少中和试验（PRNT）检测血液中和抗体。应尽量采集急性期和恢复期双份血清开展检测。

3）病原学检查。

（1）病毒核酸检测：采用荧光定量 RT－PCR 检测血液、尿液、精液、唾液等标本中的寨卡病毒核酸。

（2）病毒抗原检测：采用免疫组化法检测寨卡病毒抗原。

（3）病毒分离培养：可将标本接种于蚊源细胞（C6/36）或哺乳动物细胞（Vero）等进行分离培养，也可使用乳鼠脑内接种进行病毒分离。

5. 诊疗。

1) 诊断标准。

(1) 疑似病例：符合流行病学史且有相应临床表现。

a. 流行病学史：发病前 14 天内在寨卡病毒感染病例报告或流行地区旅行或居住，或者接触过疑似、临床诊断或确诊的寨卡病毒病患者。

b. 临床表现：难以用其他原因解释的发热、皮疹、关节痛或结膜炎等。

(2) 临床诊断病例：疑似病例且寨卡病毒 IgM 抗体检测阳性，同时排除登革热、流行性乙型脑炎等其他常见黄病毒属感染。

(3) 确诊病例：疑似病例或临床诊断病例经实验室检查符合下列情形之一者。

a. 寨卡病毒核酸检测阳性。

b. 分离出寨卡病毒。

c. 恢复期血清寨卡病毒中和抗体阳转或者滴度较急性期呈 4 倍以上升高，同时排除登革热、流行性乙型脑炎等其他常见黄病毒属感染。

2) 治疗原则或特效药：本病一般为自限性疾病，目前尚无针对该病的特异性抗病毒药物，临床上主要采取对症治疗。

6. 防控措施。

1) 传染源管理：病例管理主要包括急性期采取防蚊隔离措施、患者发病后 2~3 个月内应尽量避免性行为或采取安全性行为。防蚊隔离期限为从发病之日起至患者血液标本中连续两次病毒核酸检测阴性，两次实验室检查间隔不少于 24 小时。如果缺乏实验室检查条件，则防蚊隔离至发病后 10 天。防蚊措施包括病室/家庭安装纱门、纱窗，清除蚊虫孳生环境；患者采取个人防蚊措施，如使用蚊帐、穿长袖长裤、涂抹驱避剂等。应向男性患者提供病毒传播、疾病危害和个人防护等基本信息。男性患者发病后 2~3 个月内应尽量避免性行为或每次性行为全程使用安全套。如果其配偶处于妊娠期，则整个妊娠期应尽量避免性行为或每次性行为全程使用安全套。对于经检测发现的无症状感染者，应采取居家防蚊隔离措施，防蚊隔离期限为自检测之日起10 天；自检测之日起 2~3 个月内尽量避免性行为或采取安全性行为。

2）接触人群管理：存在流行风险的地区应全民动员，采取多种有效形式，以通俗易懂的方式开展健康教育活动。宣传要点包括：寨卡病毒病主要由伊蚊（俗称"花斑蚊"或"花蚊子"）叮咬传播；伊蚊在室内外的水缸、水盆、轮胎、花盆、花瓶等积水容器中孳生繁殖；翻盆倒罐清除积水，清除蚊虫孳生地可以预防寨卡病毒病流行；在发生疫情的地区要穿长袖衣裤，在身体裸露部位涂抹防蚊水、使用驱蚊剂或使用蚊帐、防蚊网等防止蚊虫叮咬。除一般旅行健康提示外，应提醒孕妇及计划怀孕的女性谨慎前往寨卡病毒病流行的国家或地区，如确需赴这些国家或地区，应严格做好个人防护措施，防止蚊虫叮咬。若怀疑可能感染寨卡病毒，应及时就医，主动报告旅行史，并接受医学随访。

3）其他重要措施：做好社区动员，开展爱国卫生运动，做好蚊虫孳生地清理工作；教育群众做好个人防护；做好病例和医院防蚊隔离；采取精确的疫点应急成蚊杀灭；根据媒介伊蚊抗药性监测结果指导用药，加强科学防控等。通过综合性的媒介伊蚊防控措施，尽快将布雷图指数或诱蚊诱卵器指数控制在 5 以下。

（五）马尔堡病毒病（马尔堡出血热）

1. 病原体：马尔堡病毒与埃博拉病毒同属丝状病毒科，是一种有包膜、非节段、单股负链 RNA 病毒，对热有中度抵抗力，56℃ 30 分钟不能完全灭活，但 60℃ 1 小时感染性丧失。在室温及 4℃存放 35 天其感染性基本不变，-70℃可以长期保存。一定剂量的紫外线、γ 射线、次氯酸、酚类、脂溶剂、β-丙内酯等均可将其灭活。

2. 流行特征。

1）传染源：马尔堡病毒在自然界中的储存宿主目前尚不明确。可能是非洲的野生灵长类动物，近来发现非洲的一些蝙蝠和马尔堡病毒密切相关。受病毒感染的动物是重要的传染源。许多灵长类动物都可感染马尔堡病毒，在实验室中许多鼠类也可以被感染。人类在偶然情况下被感染后可成为重要的传染源，通常由被感染的非人灵长类动物（如绿猴）将病毒传染给人，再由患者传染给其他人。马尔堡病毒的传染性极强，症状越重的患者传染性越强。

2）传播途径。

（1）接触传播：主要经密切接触传播，即通过接触病死动物和患者的尸体，以及带毒动物和患者的血液、分泌物、排泄物、呕吐物等，经黏膜和破损的皮肤传播。

（2）气溶胶传播：通过含本病毒的气溶胶感染实验动物也有报道。

（3）注射途径：通过使用被污染的注射器等可造成医源性传播。

（4）性传播：曾有报道，患者在临床康复 3 个月内仍可在精液中检出马尔堡病毒，因此存在性传播的可能性。

3）易感人群：人群普遍易感。高危人群为经常接触感染动物及患者尸体的人员，以及密切接触患者的亲属和医护人员。

4）流行分布：发病无明显季节性。马尔堡病毒病的自然流行至今只局限于一些非洲国家，如刚果、安哥拉等地。截至目前，世界范围内共发生过 3 次马尔堡病毒病的流行。1967 年在德国马尔堡、法兰克福和前南斯拉夫贝尔格莱德同时暴发，共有 31 人发病，其中 7 人死亡，人们根据发现地点将这种病毒命名为马尔堡病毒。第二次流行为 1998 年至 2000 年，发生在刚果民主共和国，共造成 149 人感染，123 人死亡。第三次流行为 2004 年 10 月至 2005 年 4 月，安哥拉的威热省共报告了 231 例病例，其中 210 例死亡，这是至今为止最大的一次暴发。

3. 临床表现：潜伏期一般为 3~9 天，较长者可超过 2 周。

1）发热及毒血症症状：起病急，发热，多于发病数小时后体温迅速上升至 40℃以上，为稽留热或弛张热，可呈现高热和低热之间大幅波动。伴乏力、全身肌肉酸痛、剧烈头痛及表情淡漠等毒血症症状。

2）消化系统症状：发病后 2~3 天即可有恶心、呕吐、腹痛、腹泻等消化道症状，严重者可因连续水样便引起脱水。症状可持续 1 周。

3）出血：发病后 4~6 天开始有出血倾向，表现为鼻、牙龈、结膜和注射部位等皮肤黏膜出血，咳血、呕血、便血、血尿、阴道出血，甚至多器官出血。严重出血是本病最主要的死因。

4）皮疹：皮肤充血性皮疹是本病特异的临床表现。在发病后 5~7 天开始出现红色丘疹，从面部和臀部扩散到四肢和躯干，1 天后由小丘疹逐渐融合成片，形成融合性斑丘疹，不痒。3~4 天后，皮疹消退、脱屑。约半数患者有黏膜充血、腋窝淋巴结肿大，软腭出现暗红色黏膜疹。

5）其他表现：浅表淋巴结肿大、咽痛、咳嗽、胸痛；少尿、无尿及肾衰竭；多数患者有中枢神经系统症状，如谵妄、昏迷等；另可发生心律失常甚至心力衰竭及肝功能障碍等。

4. 实验室检查：可早期采集患者血液和（或）皮肤组织活

检标本进行马尔堡病毒 N 蛋白抗原检测（酶联免疫吸附试验、免疫荧光法、免疫组化等）、RT－PCR 检测（病毒 RNA）、病毒分离培养等，并进行血清特异性 IgM、IgG 抗体检测。以下结果可作为实验室确诊依据：①病毒抗原阳性；②血清特异性 IgM 抗体阳性；③恢复期血清特异性 IgG 抗体滴度比急性期有 4 倍以上增高；④从患者标本中检测出马尔堡病毒 RNA；⑤从患者标本中分离到马尔堡病毒。马尔堡病毒高度危险，与活病毒相关实验必须在 BSL－4 实验室进行。

5. 诊疗。

1）诊断标准：本病的诊断要依据流行病学史、临床表现和实验室检查。

（1）疑似病例：具有上述流行病学史和临床表现。对来自马尔堡病毒病疫区或接触过新输入的非洲非人灵长类动物，急骤起病，发热，有全身肌肉疼痛、头痛、乏力等全身中毒症状及出血症状，使用抗生素和抗疟药物治疗效果不明显者，应高度怀疑为马尔堡病毒病。

（2）确诊病例：在疑似病例的基础上，实验室确诊依据任一项阳性者。

2）治疗原则或特效药：目前尚无特效治疗药物。一般采用对症支持治疗。

（1）一般支持治疗：应卧床休息，就地隔离治疗。给高热量、适量维生素流食或半流食。补充足够的液体和电解质，以保持水、电解质和酸碱平衡。

（2）对症和并发症治疗：预防及控制出血，有明显出血者应输新鲜血，提供大量正常功能的血小板和凝血因子；血小板明显减少者，应输血小板；对合并有弥散性血管内凝血者，可用肝素等抗凝药物治疗。心功能不全者应用强心药物。对于肾性少尿者可按急性肾衰竭处理：限制入液量，应用利尿剂，保持电解质和酸碱平衡，必要时采取透析疗法。肝功能受损者可给予保肝治疗。

（3）恢复期患者血清治疗：给早期患者注射恢复期患者的血清，可能有效。

6. 防控措施。

1）传染源管理：各级医疗机构一旦发现疑似马尔堡病毒病病例，要立即报告当地疾病预防控制机构，使卫生行政部门和疾病预防控制机构尽早掌握疫情并采取必要的防控措施。对疑似病例及其接触者应就地实施留验医学观察，确诊病例必须在传染病专业医院进行严格隔离治疗，隔离区内采取呼吸道防护措施。男性患者必须禁止性生活至少 3 个月，直到精液检查无病毒为止。

2）接触人群管理：在患者传染期内可能密切接触的所有人员都应进行隔离观察。每天测量两次体温，直至最后一次接触 3 周后。一旦体温高于 38.3℃，应立即进行隔离治疗。所有与患者接触的动物都应进行登记、追踪、隔离、观察。

3）其他重要措施：开展公众宣传教育，正确预防，减少恐慌，积极、广泛地宣传马尔堡病毒病的防治知识，避免疫情发生后引起不必要的社会恐慌。使公众正确对待公共卫生事件的发生，及时、有效地采取预防措施。

（六）黄热病

1. 病原体：黄热病毒为单股正链 RNA 病毒，属于黄病毒科黄病毒属。病毒呈球形，直径为 40~60nm，外有脂质包膜，表面有棘突，基因组长度约为 11kb。黄热病毒抵抗力弱，不耐酸、不耐热。60℃ 30 分钟可灭活，70% 乙醇、0.5% 次氯酸钠、脂溶剂、过氧乙酸等消毒剂及紫外线照射均可灭活。

黄热病毒可与黄病毒科其他成员如登革病毒、西尼罗病毒、圣路易脑炎病毒、寨卡病毒等产生交叉血清学反应。

2. 流行特征。

1）传染源：黄热病主要分为城市型和丛林型。城市型的主要传染源为患者及隐性感染者，丛林型的主要传染源为猴及其他非人灵长类动物。

2）传播途径：本病通过蚊叮咬传播。城市型以埃及伊蚊为唯一传播媒介，以人—埃及伊蚊—人的方式流行。丛林型的媒介蚊种比较复杂，包括非洲伊蚊、辛普森伊蚊、趋血蚊属、煞蚊属等，以猴—非洲伊蚊或趋血蚊属等—猴的方式循环。

3）易感人群：人群普遍易感。感染或接种疫苗可获得持久免疫力。

4）流行特征。

（1）地区分布：主要流行于非洲和中南美洲等热带地区。

（2）季节分布：在流行区全年均可发生，蚊媒活跃季节高发。

（3）人群特征：在城市型中，成年人大多因感染而获得免疫力，故患者以儿童为多。在丛林型中，患者多数为成年男性。

3. 临床表现：潜伏期通常为 3～6 天，可长达 10 天。人感染黄热病毒后多数无症状或表现为轻症。典型病例的临床过程可分为以下 4 期。

1）病毒血症期：急性起病，寒战，发热，可达 39～41℃，相对缓脉。剧烈头痛、背痛、全身肌肉痛，恶心、呕吐。结膜和面部充血，鼻出血。可有蛋白尿。症状持续 3～5 天。

2）缓解期：感染期发病的 3～5 天后出现 12～24 小时的缓解期，表现为体温下降，头痛消失，全身基本状况改善。此期体内病毒被清除，血中可以查到非感染性免疫复合物。轻症患者在此期可以痊愈。

3）肝肾损伤期：此期持续 3～8 天，15％～25％患者自缓解期后进入此期。体温再次升高，全身症状重新出现，频繁呕吐，上腹痛等。出现黄疸并逐渐加深，出血表现如瘀点、瘀斑、鼻出血、黏膜广泛出血，甚至腔道大出血。肾功能异常，尿量减少，蛋白尿。心脏损害，心电图可见 ST－T 段异常，少数可出现急性心肌扩张。可出现脑水肿，脑脊液蛋白升高，但白细胞计数不高。高血压、心动过速、休克、顽固性呃逆提示预后不良。此期患者有 20%～50%在发病后的 7～10 天死亡。

4）恢复期：此期患者极度疲乏虚弱，可持续 2～4 周。也有报道患者在恢复期死亡，部分是由于心律失常。转氨酶升高可持续至恢复后数月。一般无后遗症。

4. 实验室检查。

1）采集样品：血液（对病例应尽可能采集双份血液标本，两份标本之间相隔 14 天为宜）、尿液、唾液。

2）血清学检查：由于存在抗原性交叉，在进行血清学检查时应设立合适的对照，对实验结果的解释要慎重。

（1）血清特异性 IgM 抗体：采用酶联免疫吸附试验、免疫荧光法等检测，捕获法检测 IgM 抗体的结果较为可靠。一般发病后 5～7 天出现 IgM 抗体。

（2）血清特异性 IgG 抗体：采用酶联免疫吸附试验、免疫荧光法、免疫层析等检测。

3）病原学检查。

（1）抗原检测：由于黄热病患者早期血中病毒滴度较高，可以通过检测病毒抗原进行诊断。抗原检测方法的灵敏度低于病毒分离，但所需时间较少。使用黄热病毒特异的单克隆抗体检测病毒抗原，可以避免交叉反应。

（2）核酸检测：应用 RT－PCR、real－time RT－PCR 等核酸扩增技术检测黄热病毒 RNA，可用于早期诊断。

（3）病毒分离：发病后 5 天内血液或死亡病例的组织均可用

于分离病毒。可用新生乳鼠脑内接种或 Vero 细胞和 C6/36 细胞等敏感细胞，在 BSL−3 实验室分离培养病毒。

5. 诊疗。

1) 诊断标准。

(1) 疑似病例：符合流行病学史且有相应临床表现。

a. 流行病学史：发病前 14 天内有在黄热病流行地区居住或旅行史。

b. 临床表现：难以用其他原因解释的发热、黄疸、肝肾功能损害或出血等。

(2) 临床诊断病例：疑似病例且黄热病毒 IgM 抗体检测阳性。

(3) 确诊病例：疑似病例或临床诊断病例经实验室检查符合下列情形之一者。

a. 黄热病毒核酸检测阳性。

b. 分离出黄热病毒。

c. 恢复期血清黄热病毒抗体滴度较急性期呈 4 倍及以上升高，同时排除登革热、寨卡病毒等其他常见黄病毒属感染。

2) 治疗原则或特效药：本病无特效抗病毒药物，主要为对症支持治疗。

6. 防控措施。

1) 传染源管理：对疑似和确诊病例应隔离治疗。患者在病毒血症期间应进行防蚊隔离。对来自黄热病疫区人员实施卫生检疫。

2) 切断传播途径：防蚊灭蚊是本病的重要防控措施。

3) 保护易感人群：前往黄热病流行区人员应在出发前至少 10 天接种黄热病疫苗，同时采取个人防蚊措施。

（七）流行性出血热（肾综合征出血热）

1. 病原体：汉坦病毒。

2. 流行特征。

1）传染源：啮齿类动物、食虫目、兔形目、食肉目及偶蹄目等，主要是小型啮齿类动物，我国目前的主要宿主和传染源是野栖的黑线姬鼠和以家栖为主的褐家鼠，其次是以家栖为主的小家鼠、黄胸鼠，野栖的黄毛鼠、大仓鼠和黑线仓鼠，以及林栖的大林姬鼠、小林姬鼠等。患者早期的血液和尿液中携带病毒，虽然有接触后发病的个别病例报道，但人不是主要传染源。

2）传播途径：呼吸道传播、消化道传播、接触传播、媒介传播、垂直传播。

3）易感人群：人群普遍易感，隐性感染率较低，一般男性青壮年发病率高，病后有持久免疫力。

4）流行分布。

（1）季节分布：具有明显的季节性。非流行期各月均有病例发生，但绝大多数地区姬鼠型疫区发病呈双峰型，即 11 月至次年 1 月为高峰，5 月至 7 月为小高峰，分别为冬季和春季发病高峰。家鼠型发病高峰多为 4 月至 6 月。季节性特点与鼠类繁殖和人群活动有关。

（2）地区分布：主要分布在亚洲的东部、北部和中部地区。其次为欧洲和非洲，美洲病例较少。

（3）人群特征：一般男性青壮年农民和工人发病率高。

3. 临床表现：潜伏期为 4～46 天，多为 7～14 天，以 2 周多见。

1）发热期：起病急，有发热（39～40℃）、"三痛"（头痛、腰痛、眼眶痛）以及恶心、呕吐、胸闷、腹痛、腹泻、全身关节痛等症状，皮肤黏膜"三红"（脸、颈和上胸部发红），眼结膜充血，重者似酒醉貌。口腔黏膜、胸背、腋下出现大小不等的出血点或瘀斑，或呈条索状、抓痕样的出血点。

2）低血压休克期：多在发热4~6天，体温开始下降时或退热后不久，主要为失血浆性低血容量休克的表现。患者出现低血压，重者发生休克。

3）少尿期：24小时尿量少于400mL，少尿期与低血压期常无明显界限。

4）多尿期：肾组织损害逐渐修复，但由于肾小管重吸收功能尚未完全恢复，以致尿量显著增多。病程9~14天多见，持续7~14天，每天尿量2000~8000mL，极易造成脱水及电解质紊乱。

5）恢复期：随着肾功能的逐渐恢复，尿量减至2000mL以下，即进入恢复期。患者逐渐恢复正常，复原需数月。

4. 实验室检查。

1）采集样品：血液

2）特征性检查方法：免疫荧光法、酶联免疫吸附试验、RT-PCR。

5. 诊疗。

1）诊断标准：依据临床表现和实验室检查，结合流行病学史，在排除其他疾病的基础上进行综合性诊断，对典型病例诊断并不困难。但在非疫区、非流行季节，以及对不典型病例确诊较难，必须经特异性血清学诊断方法确诊。

2）治疗原则或特效药：早发现、早休息、早治疗和就地隔离治疗。发热期可用物理降温或肾上腺皮质激素等。发生低血压休克时应补充血容量，常用的有低分子量右旋糖酐、补液、血浆、蛋白等。如有少尿可用利尿剂（如呋塞米等）静脉注射。多尿时应补充足够液体和电解质（钾盐），以口服为主。进入恢复期后注意防止并发症，加强营养，逐步恢复活动。

6. 防控措施。

1）防鼠灭鼠是本病的主要预防措施。防鼠可切断传播途径，灭鼠可消灭传染源。

2）疫苗接种可有效预防流行性出血热，是个人预防流行性出血热的最有效的办法。我国针对流行性出血热实行扩大免疫接种规划措施，流行区人群应接种疫苗。

3）患者治疗要"三早一就"，可显著降低病死率。早发现：发现疑似病例，应让其尽早就医并及时向疾病预防控制机构报告。早休息：发病后立即卧床休息，减少活动。早治疗：早期治疗和预防性治疗是本病预后的决定性因素。就近到规范医疗机构治疗：就近治疗，避免长途转送加重病情。

（八）埃博拉病毒病（埃博拉出血热）

1. 病原体：埃博拉病毒属丝状病毒科，为不分节段的单股负链 RNA 病毒。病毒呈长丝状体，可呈杆状、丝状、"L"形等多种形态。毒粒长度平均为 1000nm，直径约为 100nm。病毒有脂质包膜，包膜上有呈刷状排列的突起，主要由病毒糖蛋白组成。埃博拉病毒基因组是不分节段的负链 RNA，大小为 18.9kb，编码 7 个结构蛋白和 1 个非结构蛋白。埃博拉病毒可在人、猴、豚鼠等哺乳类动物细胞中增殖，对 Vero 和 Hela 等细胞敏感。埃博拉病毒可分为本迪布焦型、扎伊尔型、莱斯顿型、苏丹型和塔伊森林型。其中扎伊尔型毒力最强，苏丹型次之，莱斯顿型对人不致病。不同亚型病毒基因组核苷酸构成差异较大，但同一亚型的病毒基因组相对稳定。埃博拉病毒对热有中度抵抗力，在室温及 4℃ 存放 1 个月后，感染性无明显变化，60℃ 灭活病毒需要 1 小时，100℃ 5 分钟即可灭活。该病毒对紫外线、γ 射线、甲醛、次氯酸、酚类等消毒剂和脂溶剂敏感。

2. 流行特征。

1) 传染源：感染埃博拉病毒的患者和非人灵长类动物是主要传染源。狐蝠科的果蝠有可能为本病的传染源。

2) 传播途径：接触传播是本病最主要的传播途径。可以通过接触患者和被感染动物的血液、体液、分泌物、排泄物及其污染物感染。患者感染后血液和体液中可维持很高的病毒载量。医护人员、患者家属或其他密切接触者在治疗、护理患者或处理患者尸体过程中，如果没有严格的防护措施，容易受到感染。虽然尚未证实空气传播的病例发生，但应予以警惕，做好防护。据文献报道，埃博拉病毒病患者的精液、乳汁中可分离到病毒，故存在相关途径传播的可能性。

3) 易感人群：人群普遍易感。发病主要集中在成年人，可能与其暴露或接触机会较多有关。尚无资料表明不同性别间存在发病差异。

4) 流行分布：埃博拉病毒病目前为止主要呈现地方性流行，局限在中非热带雨林和东南非洲热带大草原，但已从开始的苏丹、刚果民主共和国扩展到刚果共和国、中非共和国、利比亚、加蓬、尼日利亚、肯尼亚、科特迪瓦、喀麦隆、津巴布韦、乌干达、埃塞俄比亚以及南非。非洲以外地区偶有病例报道，均属于输入性或实验室意外感染，未发现有埃博拉病毒病流行。埃博拉病毒仅在个别国家、地区间歇性流行，没有明显的季节性，目前发生的多次流行时间覆盖全年各个季节，在时空上有一定的局限性。到目前为止，美国、英国、瑞士报道过输入病例，均为流行区旅行人员、参与诊治患者或参与调查研究人员。

3. 临床表现：本病潜伏期为 2～21 天，一般为 8～10 天。尚未发现潜伏期有传染性。患者急性起病，发热并快速进展至高热，伴乏力、头痛、肌痛、咽痛等，并可出现恶心、呕吐、腹痛、腹泻、皮疹等。3～4天后可进入极期，出现持续高热，感染中毒症状及消化道症状加重，有不同程度的出血，包括皮肤黏膜出血、呕血、咯血、便血、血尿等。严重者可出现意识障碍、休克及多器官受累，多在发病后2周内死于出血、多器官功能障碍等。

4. 实验室检查：在目前阶段，以对患者血液标本检测为主。

1）一般检查。

（1）血常规：早期白细胞计数降低和淋巴细胞减少，随后出现中性粒细胞计数升高和核左移。血小板可减少。

（2）尿常规：早期可有蛋白尿。

（3）生化检查：AST 和 ALT 升高，且 AST 升高大于 ALT。

（4）凝血功能：凝血酶原（PT）和部分凝血活酶时间（PTT）延长，纤维蛋白降解产物水平升高，表现为弥散性血管内凝血。

2）血清学检查。

（1）血清特异性 IgM 抗体检测：多采用 IgM 捕捉酶联免疫吸附试验检测。

（2）血清特异性 IgG 抗体：采用酶联免疫吸附试验、免疫荧光法等检测。

3）病原学检查。

（1）病毒抗原检测：由于埃博拉病毒病有高滴度病毒血症，可采用酶联免疫吸附试验等检测血清中病毒抗原。

（2）核酸检测：采用 RT－PCR 等核酸扩增方法检测。一般发病后1周内患者血清中可检测到病毒核酸。

（3）病毒分离：采集发病1周内患者血清标本，用 Vero 细胞进行病毒分离。

5. 诊疗。

1）诊断标准：应根据流行病学史、临床表现和相关病原学检查综合判断。流行病学史依据如下：发病前 21 天内有在埃博拉病毒传播活跃地区居住或旅行史；发病前 21 天内，在没有恰当个人防护的情况下，接触过埃博拉病毒病患者的血液、体液、分泌物、排泄物或尸体等；发病前 21 天内，在没有恰当个人防护的情况下，接触或处理过来自疫区的蝙蝠或非人类灵长类动物。

留观或疑似病例经实验室检查符合下列情形之一者：①核酸检测阳性，患者血液等标本用 RT－PCR 等核酸扩增方法检测，结果阳性。若核酸检测阴性，但病程不足 72 小时，应在达 72 小时后再次检测。②病毒抗原检测阳性，采集患者血液等标本，用酶联免疫吸附试验等检测病毒抗原。③分离到病毒，采集患者血液等标本，用 Vero 细胞、Hela 细胞等进行病毒分离。④血清特异性 IgM 抗体检测阳性，双份血清特异性 IgG 抗体阳转或恢复期较急性期 4 倍及以上升高。⑤组织中病原学检查阳性。

2）治疗原则或特效药：尚无特异性治疗措施，主要是对症支持治疗，注意水、电解质平衡，预防和控制出血，控制继发感染，治疗肾衰竭和出血、弥散性血管内凝血等并发症。

6. 防控措施。

1）传染源管理：对确诊病例要求转至定点医院单人单间隔离观察，进行最严格的隔离，使用带有空气滤过装置的隔离设备，动态监测体温，密切观察病情。及时采集标本，按规定在定点医院相应生物安全级别实验室相对独立区域内进行临床检验。按规定送疾病预防控制机构进行病原学检查。连续两次血液标本核酸检测阴性，临床医生可视患者实际情况，安排其适时出院。

2）接触人群管理：对密切接触者进行追踪和医学观察。医学观察期限为自最后一次与病例或污染物品等接触之日起至第

21 天结束。医学观察期间一旦出现发热等症状，要立即进行隔离，并采集标本进行检测。

3）其他重要措施：患者死亡后，应当尽量减少尸体的搬运和转运。尸体应消毒后用密封防渗漏物品双层包裹，及时焚烧。需做尸体解剖时，应当按照《传染病患者或疑似传染病患者尸体解剖查验规定》执行。

（九）猴痘

1. 病原体：猴痘病毒属痘病毒科正痘病毒属，呈圆角砖形或卵圆形，大小为 200nm×250nm，外周为 30nm 厚的外膜，环绕匀质的核心体。基因组为双链 DNA 病毒，长度约为 197kb，存在西非和刚果盆地两个分支，两者具有明确的流行病学和临床转归差异。西非分支猴痘患者的病死率约为 3.6%，刚果盆地分支猴痘患者的病死率可达 10.6%。2022 年 5 月以来的猴痘疫情经测序分析，病毒属于西非分支。猴痘病毒与天花病毒、痘苗病毒和牛痘病毒是正痘病毒属中对人类致病的 4 种病毒，它们都含有可溶性抗原、核蛋白抗原和红细胞凝集素，抗原性质基本相同，彼此之间有交叉免疫性。猴痘病毒耐干燥和低温，在土壤、痂皮和衣被上可生存数月。该病毒对热敏感，加热至 56℃ 30 分钟或 60℃10 分钟即可灭活，紫外线和一般消毒剂均可使之灭活，对次氯酸钠、氯二甲酚、戊二醛、甲醛和多聚甲醛等敏感。

2. 流行特征。

1）传染源和传播媒介：感染动物及猴痘病毒感染者是主要传染源。猴痘病毒的主要宿主为非洲啮齿类（非洲松鼠、树松鼠、冈比亚袋鼠、睡鼠等），灵长类（多种猴类和猿类）由于与感染的啮齿类动物接触偶可感染。

2）传播途径。

（1）直接接触：存在高危性行为（拥有多个性伴侣或性伴侣

健康状况不明等）；接触到感染动物或感染者的呼吸道分泌物、病变渗出物、血液、其他体液，或被感染动物咬伤、抓伤等；接触到被病毒污染的物品。

（2）空气传播：猴痘病毒可以通过空气传播，可通过吸入空气中含有病毒的粉尘感染此病。

（3）飞沫传播：病毒含量高的患者咳嗽、打喷嚏时，口腔、鼻腔分泌物中含有大量病毒。另外，感染患者的呼吸道分泌物等的排放也会造成传播。

（4）母婴传播：病毒可通过胎盘从孕妇传播给胎儿。

3）易感人群：既往接种过天花疫苗者对猴痘病毒存在一定程度的交叉保护力，因此，未接种过天花疫苗的人群对猴痘病毒普遍易感。

4）流行分布：猴痘主要分布在热带和亚热带地区，目前，猴痘在亚洲、非洲、北美等地区均有发现。发病季节通常是冬季和早春，与气温和湿度有关。猴痘通常发生在儿童，尤其是5岁以下的儿童。男性和女性感染猴痘的机会基本相同。自2022年5月7日英国发现人猴痘病例以来，全球人间猴痘病例数迅速上升，其发病率、死亡率和住院率呈持续增长趋势。全球受猴痘影响最严重的10个国家是美国、巴西、西班牙、法国、英国、德国、哥伦比亚、秘鲁、墨西哥和加拿大。我国首例猴痘病例是2022年6月24日在台湾地区发现的，截至2022年10月，我国已经发现6例病例，其中台湾4例，香港和重庆各1例。

3. 临床表现：潜伏期为5～21天，多为6～13天。

发病早期出现发热、寒战、头痛、嗜睡、乏力、背部疼痛和肌痛等前驱症状。90%患者出现明显的浅表淋巴结肿大，如颈部、腋窝、腹股沟等的淋巴结肿大。

发病后1～3天出现皮疹。首先出现在面部，逐渐蔓延至四肢，手心和脚掌均可出现皮疹。皮疹经历斑疹、丘疹、疱疹、脓疱和结痂几个阶段，不同形态的皮疹可同时存在。疱疹和脓疱多为球形，直径为 0.5~1.0cm，质地较硬，可伴明显痒感和疼痛。疱疹数量从几个到数千个不等，多呈离心性分布。可累及口腔黏膜、消化道、生殖器、结膜和角膜等。病程多为 2~4 周。

结痂脱落后可遗留红斑或色素沉着，甚至瘢痕，瘢痕持续时间可长达数年。

部分患者可出现并发症，包括皮损部位继发细菌感染、呕吐和腹泻引起的严重脱水、支气管肺炎、脑炎、角膜感染等。

4. 实验室检查。

1）样品采集：用于实验室确认猴痘的推荐标本类型是皮肤病变样本，包括病变皮疹、痘疱表面和（或）渗出物的拭子，痘疱液，痘疱表皮或痘痂。同时，需采集病例急性期呼吸道标本（咽拭子）和急性期血液标本。

2）一般检查：外周血白细胞计数正常或升高，血小板正常或减少。部分患者可出现转氨酶水平升高、血尿素氮水平降低、低蛋白血症等。

3）病原学检查。

（1）核酸检测：采用实时荧光定量 PCR（qPCR）检测猴痘病毒核酸（PCR 实验室进行）。实验室应当建立可疑标本和阳性标本复检流程。

（2）病毒培养：采集上述标本进行病毒培养可分离到猴痘病毒。病毒培养应当在 BSL-3 及以上实验室开展。

4）注意事项：根据《人间传染的病原微生物目录》中的有关规定，猴痘病毒生物危害分类为第一类，是一种高致病性病毒。涉及活病毒的操作，如病毒培养、未经培养的阳性或疑似阳性样本灭活、检测等需在 BSL-3 及以上实验室开展。采用灭活管采样或使用其他有效方法灭活后的样本可在 BSL-2 实验室或 PCR 检测的专门区域或房间进行，严格按照分区操作原则操作。

原则上，病例标本先由省级及以下疾病预防控制中心符合上述实验室生物安全要求的实验室进行初步检测，猴痘阳性标本送中国疾病预防控制中心病毒病预防控制所复核。省级疾病预防控制中心不具备猴痘病毒检测条件的，应立即送中国疾病预防控制中心病毒病预防控制所进行检测。各省首例需经国家卫生健康委员会组织专家会诊后确认。

5. 诊疗。

1）诊断标准。

（1）疑似病例：出现发热、淋巴结肿大伴有皮肤黏膜皮疹表现者，同时具备以下流行病学史中的任何一项。

a. 发病前 21 天内有境外猴痘病例报告地区旅居史。

b. 发病前 21 天内与猴痘确诊病例有密切接触。

c. 发病前 21 天内接触过啮齿类、非人类灵长类等猴痘病毒感染动物的血液、体液和分泌物。

（2）确诊病例：符合疑似病例定义者，经实验室检查，猴痘病毒核酸阳性或病毒分离阳性者。

（3）鉴别诊断：主要和其他发热出疹性疾病鉴别，如水痘、带状疱疹、单纯疱疹、麻疹、登革热等。大部分猴痘病毒感染者伴有明显的浅表淋巴结肿大，皮疹呈离心性分布。此外，还要和皮肤细菌感染、疥疮、梅毒和过敏反应等鉴别。

2）治疗：目前国内尚无抗猴痘病毒药物。

（1）对症支持治疗：卧床休息，注意补充营养及水分，维持水、电解质平衡。体温高者，以物理降温为主，超过 38.5℃，予解热镇痛药退热，但要注意防止大量出汗引发虚脱。保持皮肤、口腔、眼及鼻等部位清洁及湿润，避免搔抓皮疹部位皮肤，以免继发感染。皮疹部位疼痛严重时可予镇痛药物。

（2）并发症治疗：继发皮肤细菌感染时给予有效抗菌药物治疗，根据病原菌培养分离鉴定和药敏结果加以调整。不建议预防性应用抗菌药物。出现角膜病变时，可应用滴眼液，辅以维生素A等治疗。出现脑炎时给予镇静、脱水降颅压、保护气道等治疗。

（3）心理支持治疗：患者常存在紧张、焦虑、抑郁等心理问题。应加强心理支持、疏导和相关解释工作，根据病情及时请心理专科医生会诊并参与疾病诊治，必要时给予相应药物辅助治疗。

（4）中医治疗：根据中医"审因论治""三因制宜"原则辨证施治。临床症见发热者，推荐使用升麻葛根汤、升降散、紫雪散等；临床症见高热、痘疹密布、咽痛、多发淋巴结肿痛者，推荐使用清营汤、升麻鳖甲汤、宣白承气汤等。

6. 防控措施。

1）传染源管理：疑似和确诊病例应由当地卫生行政部门指派的专用交通工具，运送到指定专业传染病治疗机构进行严格隔离观察和治疗。对疑似和确诊病例应严格单人单间隔离，落实污染物处置，并尽快采样开展实验室病原学检查以明确诊断。对疑似和确诊病例的密切接触者要进行登记、集中隔离和医学观察，医学观察期限为21天。

2）接触人群管理。

（1）疫苗接种：由于存在交叉免疫，接种天花疫苗可预防猴痘。我国既往的天花疫苗为复制型组织培养痘苗，暴露前接种可有效保护人群免受感染，而暴露后2周内，尤其是最初4天内接种者，约85%可产生免疫力，减轻症状严重性。

（2）个人卫生习惯：尽量避免与已感染啮齿类动物或者感染者接触，若已接触，应及时对自己的手及衣物等进行消毒处理；确保住处及活动场所通风；避免去人多或者密闭的地方，注意佩戴口罩。

3）其他重要措施：按照猴痘病毒的传播途径，重点消毒患者的衣物、毛巾、床单、餐具等个人用品，被患者分泌物污染的物品及其他可能污染的环境和物体表面。接触患者或其污染的物品和环境时，应加强个人手部卫生。

（十）疟疾

1. 病原体：疟原虫属于医学原虫中的顶端复合物门孢子纲真球虫目疟原虫科疟原虫属。疟原虫为单细胞的真核生物，寄生于人体的肝细胞和红细胞内。寄生于人体的疟原虫有四种，即间日疟原虫、恶性疟原虫、三日疟原虫和卵形疟原虫。另外几种猴疟原虫，如作为动物源寄生虫病的诺氏疟原虫等，偶尔也可感染人体。按蚊叮咬人后，子孢子随血流侵入肝细胞裂体增殖，称为红细胞外期，此时期间日疟、卵形疟有迟发型子孢子，需经过一段或长或短（数月或年余）的休眠期再增殖。肝细胞内裂殖体释放裂殖子入血后，开始红细胞内期增殖。此阶段环状体、大滋养体、裂殖体或配子体开始发育，引起临床发病。配子体产生后，患者具有传染性。实验室检查通过观察红细胞内期各型疟原虫形态进行分型。

2. 流行特征。

1）传染源：疟疾患者、无症状感染者、动物宿主猴子和带疟原虫的媒介按蚊。

2）传播途径：按蚊是唯一的传疟媒介。四川省内主要是中华按蚊和嗜人按蚊，成都市近年监测数据仅捕获中华按蚊。以患者/无症状感染者→按蚊→健康人的途径传播，其他还可以通过输血传播和母婴传播。

3）易感人群：人群普遍易感。Duffy抗原阴性血型、镰状细胞贫血和葡萄糖-6-磷酸脱氢酶（G-6-PD）缺乏患者对疟原虫具有先天抵抗力。

4）流行分布：目前，疟疾流行区主要分布在非洲、东南亚、东地中海、美洲地区等，其中撒哈拉以南的非洲和东南亚地区疟疾高度流行。我国自 2017 年起无本地病例发生，全国各地均为输入性病例。疟疾报病呈全年分布，均为境外务工人员归国后发病。

3. 临床表现：间日疟潜伏期，短者一般为 12~30 天，长者可达 1 年左右；卵形疟和间日疟相仿；恶性疟潜伏期一般为 11~16 天；三日疟潜伏期一般为 18~40 天。

初发患者发作前 3~4 天常有疲乏、头痛、不适、畏寒和低热等。典型的疟疾发作先后出现寒战、发热、出汗退热的周期性症状。但初发患者临床发作常不典型。多次发作后可见贫血、脾大。恶性疟多起病急，寒战，出汗不明显，热型不规则，持续高热，可达 20 小时以上，前后两次发作的间歇较短。间日疟和卵形疟的发作周期为隔天一次，但间日疟初发病例的前 2~3 次发作周期常不典型，每天一次。其后可呈典型的隔天发作。恶性疟一般间隔 24~48 小时发作一次，在前后两次发作的间歇期，患者体温可不恢复正常。三日疟隔两天发作一次，且较规律。疟疾的发作多始于中午前后至晚 9 点以前，偶见于深夜。

重症疟疾患者可出现以下一项或多项临床表现或实验室指征：昏迷、重度贫血（血红蛋白<5g/dL，血细胞比容<15%）、急性肾衰竭（血清肌酐>265μmol/L）、肺水肿或急性呼吸窘迫综合征、低血糖症（血糖<2.2mmol/L 或<40mg/dL）、循环衰竭或休克（成人收缩压<70mmHg，儿童收缩压<50mmHg）、代谢性酸中毒（血浆碳酸氢盐<15mmol/L）等。

4. 实验室检查。

1）病原学检查：采血制作血涂片，采用吉氏染色（推荐）或瑞氏染色，用光学显微镜油镜检查，可参照《疟原虫检测 血涂片镜检法》（WS/T 569—2017）。

2）疟原虫抗原检测（快速检测试剂盒）：用一次性采血针于

耳垂或手指末端采血，婴儿可从拇指或足跟取血。按不同试剂盒产品说明书要求操作并在规定时间内判读结果。

3）疟原虫核酸检测：将适量血滴于滤纸上，待干后装入自封袋待检；或将一次性微量采血管抗凝处理，吸取适量血，软蜡封口，－20℃冷冻保存。采取核酸提取试剂盒或其他基因组DNA提取方法提取疟原虫DNA。检测方法和结果判断按产品说明书操作。

5. 诊疗。

1）诊断标准：根据流行病学史、临床表现和实验室检查结果，予以诊断。疟疾诊断标准中，病原学检查、疟原虫抗原检测和疟原虫核酸检测均可作为实验室确诊的依据。可参照《疟疾的诊断》（WS 259—2015）。

（1）无症状感染者：无临床症状且实验室检查阳性。

（2）临床诊断病例：有流行病学史，有周期性寒战、发热、出汗退热或热型、周期性不规则的临床表现。

（3）确诊病例：临床诊断病例同时满足实验室检查阳性。

（4）重症病例：确诊病例，同时出现昏迷、重度贫血、急性肾衰竭、肺水肿或急性呼吸窘迫综合征、低血糖症、循环衰竭或休克、代谢性酸中毒等。

2）治疗原则：抗疟治疗和对症支持治疗相结合。普通症状疟疾患者可采用口服的青蒿素复方制剂（科泰复），重症疟疾患者应使用青蒿素类的注射制剂（优先采用青蒿琥酯）。间日疟、卵形疟需针对肝内期休眠子使用伯氨喹杀灭，且在来年流行季节进行休根治疗。可参照《抗疟药使用规范》（WS/T 485—2016）。

6. 防控措施。

1）病例监测与管理：各级医疗机构开展发热患者监测，对近2年有疟疾流行国家或地区旅居史、既往感染过疟疾、近2周有输血史和不明原因发热的病例，用血涂片显微镜镜检，有条件者可采用快速诊断试剂条检测抗原。确诊病例按照"1－3－7"管理规范，医疗机构在诊断的 24 小时内在国家传染病疫情信息报告管理系统网络直报；报告地所在疾病预防控制中心在报告的 3 天内完成核实和流行病学调查，需判断病例性质（本地原发病例、境外输入病例、输入继发病例、复发病例和非蚊传疟疾病例）；居住地县级疾病预防控制中心在报告的 7 天内完成疫点调查与处置，判断疫点性质（已出现传播的疫点、有传播可能的疫点和无传播可能的疫点），开展媒介控制、健康教育等阻断输入再传播。确诊病例需采集服药前血样，制作 5 张血片，2 管 3mL 抗凝血，完成多级复核。

2）病例线索追踪调查：

（1）尚不能排除本地感染可能的病例，需要通过传染源追踪调查来提供进一步的判定依据。传染源追踪调查由病例居住地县级疾病预防控制中心负责，对该病例的家属及四邻采血进行镜检或 RDT 检测（有条件者可采血进行核酸检测）。

（2）疟疾病例的同行人员需开展传染源追踪调查。对病例同行人员的追踪调查由病例报告地的县级疾病预防控制中心负责，采用镜检或 RDT 检测（有条件者可采血进行核酸检测），以确定同行人员中的病例和无症状感染者。

3）按蚊的监测与控制：在开展疫点调查时，疫点所在县近 3 年没有媒介调查资料或有媒介调查资料未发现传疟媒介且处于疟疾流行季节，需要进行疫点按蚊种群调查。一般采用灯诱法，分别在患者家周围室内外和可能的孳生地附近等地点布灯通宵诱蚊，调查需要至少连续 3 晚。存在大劣按蚊、微小按蚊和嗜人按蚊的再传播风险县，还需要同时采用人帐法进行半通宵诱蚊。对捕获按蚊成蚊通过形态学方法进行种类鉴定，对难以鉴定或疑似的按蚊标本，可由省级疾病预防控制中心采用分子生物学方法鉴定。对有传播可能的疫点或已出现传播的疫点，根据当地传疟媒介对杀虫剂抗性选择合适的杀虫剂，对疫点内所有居民住宅，采取杀虫剂室内滞留喷洒（indoor residual spray，IRS）措施，清除具有传染性的按蚊成蚊。

4）突发疫情的报告和应急处置：各级疾病预防控制中心应坚持早发现、早报告、早干预的原则，保持警戒状态，适时、有效管理输入性疟疾导致的再传播风险。在本地实现消除疟疾后，如出现以下任意一种情况，应作为突发疫情及时上报并采取应急处置措施：

（1）1个月内发现5例及以上输入疟疾病例。

（2）1个月内出现有流行病学关联的2例及以上感染来源不明的疟疾病例。

（3）出现输入继发病例。

在出现突发疫情时，病例居住地县级疾病预防控制中心应当通过突发公共卫生事件报告管理信息系统进行网络直报，事件级别选择"未分级"。由省级或市级疾病预防控制中心组织开展调查，开展传染源筛查，评估风险，视具体情况开展人群传染源清除、室内滞留喷洒和健康教育等。

（十一）鼠疫

1. 病原体：鼠疫杆菌属耶尔森菌属，为革兰染色阴性短小杆菌，长 $1.0\sim1.5\mu m$，宽 $0.5\sim0.7\mu m$，两端染色较深，无鞭毛，不能活动，不形成芽孢。在动物体内和早期培养中有荚膜。可在变通培养基上生长。在陈旧培养基及化脓病灶中呈多形性。

本菌的抗原成分：①荚膜 F1（fraction 1）抗原，分为两种，一种是多糖蛋白质，另一种为蛋白质。抗原性较强，特异性较高，有白细胞吞噬作用，可用凝集、补体结合或间接血凝检测。②毒力 V/W 抗原，在细胞表面，V 抗原是蛋白质，可使机体产生保护性抗体，W抗原为脂蛋白，不能使机体产生保护力。V/W抗原结合物有促使产生荚膜、抑制吞噬的作用，并有在细胞内保护细菌生长繁殖的能力，故与细菌的侵袭力有关。

鼠疫杆菌产生两种毒素：一种是鼠毒素或外毒素（毒性蛋白质），对小鼠和大鼠有很强的毒性；另一种为内毒素（脂多糖），较其他革兰阴性菌内毒素毒性强，能引起发热、弥散性血管内凝血、组织器官内溶血、中毒休克、局部及全身施瓦茨曼（Shwartzman）反应。

鼠疫杆菌在4～40℃都可生长，最适生长温度为28～30℃，最适pH值为6.9～7.1，对紫外线、高温和常用化学消毒剂敏感。

2. 流行特征。

1）传染源。

（1）鼠疫染疫动物：自然染疫的动物较多，都可以作为人间鼠疫的传染源，包括啮齿类动物（鼠类）、野生食肉类动物（狐狸、狼、猞猁、鼬等）、野生偶蹄类动物（黄羊、岩羊、马鹿等）、家畜（狗、猫、藏系绵羊等）。据统计，全世界有300多种脊椎动物能自然感染鼠疫，在我国已发现自然感染鼠疫的脊椎动物有87种，但主要传染源是啮齿类动物，特别是有经济价值（如旱獭等）类动物及家栖啮齿类动物。

（2）鼠疫患者：主要是肺鼠疫患者，在疾病早期即具有传染性。腺鼠疫患者在未形成败血症时，除非腺肿发生破溃，否则病原体不能排出体外，故不能起到传染源的作用。一旦形成菌血症或败血症，从理论上讲，通过跳蚤仍可作为传染源进行传播。不过人体寄生蚤传播鼠疫的能力有限，因而败血症患者作为传染源的流行病学意义相对较小。

2）传播途径：鼠疫的传播途径多种多样。

（1）蚤叮咬：人类鼠疫的首发病例多由跳蚤叮咬所致，最常见的是印鼠客蚤，该蚤为世界性广布种，主要寄生于家栖鼠类，人被叮后多引起淋巴结感染肿大及全身病症（腺鼠疫）。此外还有100多种蚤类具有传播鼠疫的作用，如方形黄鼠蚤松江亚种、二齿新蚤、谢氏山蚤、斧形盖蚤、人蚤、光亮额蚤、同型客蚤、缓慢细蚤、方叶栉眼蚤等。

（2）直接接触：人类通过猎捕、宰杀、剥皮及食肉等方式直接接触染疫动物时，也极易感染鼠疫。细菌可以通过手部伤口进入人体内，经淋巴管或血液引起腺鼠疫或败血型鼠疫。这种直接接触感染甚至可以通过非常细小的伤口来完成，如手指的倒刺等。旱獭疫源地人间鼠疫多由直接接触染疫动物而感染，特别是猎捕、剥食旱獭，剥食病死绵羊等。

（3）飞沫传播：肺鼠疫患者呼吸道分泌物中含有大量鼠疫杆菌，在呼吸、咳嗽时便将鼠疫杆菌排入周围空气中，形成细菌微粒及气溶胶，这种细菌悬浮物极易感染他人，造成人间肺鼠疫暴发。如果接触肺部感染鼠疫的动物，如感染鼠疫的狗、猫等，也可直接经呼吸道感染，引起原发性肺鼠疫。

3）人群易感性：人群普遍易感，没有天然免疫力。人不分种族、性别、年龄、职业，对鼠疫杆菌都具有高度易感性，流行病学上表现出的差异与接触传染源的机会和频次有关.

3. 临床表现：鼠疫潜伏期较短，一般在1～6天，多为2～3天，个别病例可达8～9天。潜伏期长短与感染细菌数量多少、感染菌株毒力强弱、感染途径、病型以及被感染者是否经过免疫接种及个体免疫力等因素有关。

各型鼠疫患者的一般症状表现为危重的全身中毒症状。发病急剧、恶寒、战栗，体温突然上升至39～40℃，呈稽留热。头痛剧烈，有时出现中枢神经性呕吐、头晕，呼吸促迫，很快陷入极度虚弱状态。心动过速，心律不齐，心音弱，脉搏每分钟120次以上。血压下降，多在10.7～12.0/6.13～6.67kPa（80～90/

45~50mmHg）范围。重症患者早期出现神经系统症状，意识不清，昏睡，狂躁不安，谵语，步履蹒跚，颜面潮红或苍白，有时甚至发青，有重病感或恐怖不安，眼睑结膜及球结膜充血，出现所谓的鼠疫颜貌。

根据鼠疫杆菌毒力的强弱、侵入机体的部位及感染途径，以及患者免疫力强弱，病原体在机体内的定位有所不同，临床上一般将鼠疫分为腺鼠疫、肺鼠疫、败血型鼠疫、皮肤型鼠疫、肠鼠疫、眼鼠疫、脑膜炎型鼠疫、扁桃体鼠疫。腺鼠疫在临床上最常见，其次是肺鼠疫和败血型鼠疫，这三型鼠疫在鼠疫流行病学上意义最大。

各型鼠疫的特殊临床表现如下。

1）腺鼠疫：腺鼠疫是临床上最多见的鼠疫病型，除具有鼠疫的一般症状以外，受侵局部淋巴结肿大为其主要症状。一般在发病的同时或1~2天内出现淋巴结肿大，很少超1周以上。淋巴结肿大可发生在任何被侵部位的所属淋巴结，但不发生所属淋巴管炎。以股、腋、颈等的淋巴结多见。淋巴结肿大速度远非其他疾病可比，每天甚至每时都有所不同。

腺肿表面皮肤变红、发热，与皮下组织粘连，失去移动性。淋巴结呈弥漫性肿胀，外形平坦，边缘不清，比较坚硬。因疼痛剧烈，患者呈被迫体位。如诊治不当易继发肺鼠疫、败血型鼠疫或脑膜炎型鼠疫。1989—2004年在青海发现2例腺鼠疫合并蜂窝组织炎病例，患者除具有鼠疫的一般症状外，患侧淋巴结肿大不明显，周围皮肤呈弥漫性肿胀，进展速度较快，而且范围较大，可达16cm×21cm。表面皮肤潮红，质地坚硬，触之压痛明显，活动受限。患者的病程较长。

2）肺鼠疫：由于感染途径不同，肺鼠疫可分为原发性肺鼠疫和继发性肺鼠疫。原发性肺鼠疫是直接吸入含鼠疫杆菌的空气飞沫引起的。继发性肺鼠疫是由腺鼠疫或败血型鼠疫经血行播散引起的。原发性肺鼠疫是临床上最重的鼠疫病型，不仅病死率高，而且在流行病学方面的危害也最大。除具有严重的鼠疫一般症状外，还有呼吸道感染的特有症状。潜伏期短、发病急剧，恶寒，高热达 40~41℃。由于呼吸困难、缺氧，导致口唇、颜面及四肢皮肤发绀，甚至全身发绀，故有"黑死病"之称。病初起干咳，继之咳出稀薄的鲜红色泡沫样血痰，有时为黏液血痰或纯血痰。胸部检查所见与危重的临床症状不相称，有时肺部尚无明显病理改变而患者已死亡。心脏可闻及收缩期杂音，心音弱、心律不齐、心界扩大。脉细速，每分钟 120~130 次，呼吸促迫，每分钟 24~32 次或更多。若不及时给予治疗，患者多于 2~3 天甚至几小时内死亡。继发性肺鼠疫在病发之前有原发性腺鼠疫或败血型鼠疫症状。继发性肺鼠疫常表现为病情突然恶化，出现咳嗽、胸闷、呼吸困难，随之咳出鲜红色血痰，痰中含大量鼠疫杆菌，可成为引起原发性肺鼠疫流行的传染源。

3）败血型鼠疫：败血型鼠疫也是临床上严重的病型之一，分为原发性和继发性两种。该型患者因其血液中含鼠疫杆菌，可能通过媒介跳蚤成为腺鼠疫的传染源，或经过血液循环到肺部成为肺鼠疫。原发性败血型鼠疫：当机体免疫力低，所感染的鼠疫杆菌毒力强、菌量大时，病原体直接进入血液循环，在血液中大量繁殖并释放毒素，患者很快陷入重症中毒状态。具有极严重的鼠疫一般症状，但是见不到其他型鼠疫所特有临床症状。患者出现恶寒、高热、剧烈头痛、狂躁、谵妄、神志不清、脉细速不整、心律不齐、心音微弱、血压下降、呼吸促迫，皮下及黏膜出血，时有血尿、血便或血性呕吐物，颜面呈恐怖、痛苦、狰狞表情，肝脾大。若不及时抢救，患者 1~3 天死亡，甚者数小时即死亡。继发性败血型鼠疫：当腺鼠疫或其他型鼠疫未经治疗或治疗不当时，病情恶化发展为继发性败血型鼠疫，表现出原发性败血型鼠疫的症状。

4）脑膜炎型鼠疫：多为继发性，由腺鼠疫特别是上肢或颈腺鼠疫，经蛛网膜下腔与淋巴结之间的淋巴通道，不经血行播散而继发脑膜炎。除有腺鼠疫症状外，尚有严重的中枢神经系统症状和颅内高压症状。剧烈头痛、昏睡、颈强直、谵妄、狂躁不安、呕吐频繁、颅内压高、脑脊液稍混浊，有时可检出鼠疫杆菌。

5）皮肤型鼠疫：单纯性皮肤型鼠疫的一般症状略轻于各型鼠疫。在鼠疫杆菌侵入的皮肤局部出现剧痛的红色丘疹，其后逐渐隆起形成有血性内容的水疱，周围有炎性浸润，呈现一环状隆起，基底坚硬，呈灰黑色，水疱破溃后形成溃疡，创面呈灰黑色，痂皮脱落的过程中有少量的浆液血性渗出物，疼痛剧烈，溃疡大小不一，短期不易愈合，有时能从水疱渗出液中分离到鼠疫杆菌。

6）肠鼠疫：多因食用未煮熟或被污染的鼠疫病死动物（如旱獭、藏羊、狍子、野兔等）而感染。除具有鼠疫的一般症状外，特殊症状是频繁的呕吐和腹泻，一昼夜可达数十次，吐泻物中常混有血液和黏液混合物，排便时腹痛，常伴有大网膜淋巴结肿大，从肿大的淋巴结和吐泻物中有时可检出鼠疫杆菌。

7）眼鼠疫：鼠疫杆菌直接侵入眼中，患者流泪，结膜充血，肿胀疼痛剧烈，在数小时内成为化脓性结膜炎，分泌大量脓状液，与脓漏眼相似，从眼分泌物中可分离到鼠疫杆菌。

8）扁桃体鼠疫：扁桃体鼠疫一般无全身症状，仅扁桃体局部发炎、疼痛、充血、水肿，有时颈部淋巴结肿大，可从咽部检出鼠疫杆菌。

4. 诊断：鼠疫的早期发现，尤其是首发病例的发现和诊断，具有极其重要的意义。不仅要及时抢救患者，更重要的是迅速控制流行，尽快扑灭疫情。鼠疫的诊断必须根据流行病学史、临床表现、细菌学检查和血清学检查等方面的情况加以综合判断，其中以细菌学检查结果最为确切。但有时因条件限制，不能以细菌学检查结果来确定诊断时，亦应根据流行病学史、临床诊断及血清学检查结果予以判定。

1）诊断依据。

（1）临床症状：

a. 突然发病，高热，白细胞计数剧增，在未用抗菌药物或仅用青霉素族抗菌药物的情况下，病情迅速恶化，在 48 小时内进入休克或更严重的状态。

b. 急性淋巴结炎，淋巴结肿大，剧烈疼痛并出现强迫体位。

c. 出现重度毒血症、休克综合征而无明显淋巴结肿大。

d. 咳嗽、胸痛、咳痰带血或咯血。

e. 重症结膜炎并有严重上下眼睑水肿。

f. 血性腹泻并有重症腹痛、高热及休克综合征。

g. 皮肤出现剧痛性红色丘疹，其后逐渐隆起，形成血性水疱，周边呈灰黑色，基底坚硬。水疱破溃后创面也呈灰黑色。

h. 剧烈头痛、昏睡、颈强直、谵语妄动、颅内压高、脑脊液浑浊。

（2）流行病学史：

a. 发病前 10 天内到过动物鼠疫流行区。

b. 在 10 天内接触过来自鼠疫疫区的疫源动物、动物制品，进入过鼠疫实验室或接触过鼠疫实验用品。

c. 发病前 10 天内接触过具有临床症状 a. 以及 d. 的患者并发生具有类似表现的疾病。

（3）实验室检查结果：

a. 淋巴结穿刺液、血液、痰液、咽部或眼分泌物，或尸体器官、骨髓标本中分离到鼠疫杆菌。

b. 上述样本中针对鼠疫杆菌 *cafl* 及 *pla* 基因的 PCR 扩增

阳性，同时各项对照成立。

c. 上述标本中使用胶体金抗原检测、酶联免疫吸附试验或反向血凝试验中任何一种方法，检出鼠疫杆菌 F1 抗原。

d. 患者的急性期与恢复期血清使用酶联免疫吸附试验或被动血凝试验检测，鼠疫杆菌 F1 抗原的抗体滴度呈 4 倍以上增长。

2）诊断标准。

（1）急热待查：具有临床症状 1 项，或具有流行病学史 1 项，同时出现临床症状中 b. 至 h. 项中任何一项临床症状者为急热待查。

（2）疑似鼠疫。具有下列情况之一者可做出疑似鼠疫诊断：

a. 急热待查患者，发病 10 天内接触过来自疫区的疫源动物、动物制品，进入过鼠疫实验室或接触过鼠疫实验室用品。

b. 急热待查患者的标本中，使用胶体金抗原检测、酶联免疫吸附试验或反相血凝试验中任何一种方法，检出 F1 抗原。

（3）确诊鼠疫。具有下列情况之一者可做出确诊鼠疫诊断：

a. 急热待查或疑似鼠疫患者的淋巴结穿刺液、血液、痰液、咽部或眼分泌物以及尸体器官或骨髓标本中分离到鼠疫杆菌。

b. 急热待查或疑似鼠疫患者的标本中针对鼠疫杆菌 *cafl* 及 *pla* 基因的 PCR 扩增阳性，各项对照成立；同时使用胶体金抗原检测、酶联免疫吸附试验或反相血凝试验中任何一种方法，检出 F1 抗原。

c. 急热待查或疑似鼠疫患者的急性期与恢复期血清使用酶联免疫吸附试验或被动血凝试验检测，针对鼠疫 F1 抗原的抗体滴度呈 4 倍以上增长。

3）诊断分型：

（1）按临床症状 b. 诊断的鼠疫病例为腺鼠疫。

（2）按临床症状 c. 诊断的鼠疫病例为败血型鼠疫。

（3）按临床症状 e. 诊断的鼠疫病例为眼鼠疫。

（4）按临床症状 f. 诊断的鼠疫病例为肠鼠疫。

（5）按临床症状 g. 诊断的鼠疫病例为皮肤型鼠疫。

（6）按临床症状 h. 诊断的鼠疫病例为脑膜炎型鼠疫。

4）排除鼠疫诊断：

（1）在疾病过程中确诊为其他疾病，能解释其所有的临床症状，且针对鼠疫进行的所有实验室检查结果均为阴性。

（2）在疾病过程中未确诊鼠疫，发病 30 天后，针对鼠疫进行的抗体检测结果仍为阴性，或达不到滴度升高 4 倍的标准。

5. 治疗：鼠疫患者如不及时治疗，容易死亡，肺鼠疫和败血型鼠疫有的死亡率几乎 100%。若抢救及时，方法得当，绝大多数患者能够治愈并且不留后遗症。因此，对鼠疫患者早期诊断、及时治疗具有极其重要的意义。对重症鼠疫和鼠疫中毒性休克患者，有经验的临床医生应该参与救治。

1）治疗原则：及时治疗，减少死亡；正确用药，提高疗效；精心护理，促进康复消毒隔离，防止传播。

2）治疗方案。

（1）对鼠疫中毒性休克的处理：临床上确诊为鼠疫并出现面色苍白、四肢湿冷、脉搏细速、血压下降、神志不清、昏迷等症状时，必须立即采取抗休克治疗。

输液：静脉点滴 5%～10% 葡萄糖溶液，量为 2000～3000mL/24h。一般口服 2.0g 枸橼酸钾，不能口服者，在输入的液体中加入 10% 氯化钾 20mL，6～8 小时后再加 1 次。

保护心脏功能：将毒毛旋花苷 K 0.125～0.250mg 溶于 5% 葡萄糖生理盐水 40～50mL 静脉滴注，5 分钟注完（不能快），每隔 3～4 小时重复一次，坚持 24 小时，总量不超过 1g。

在上述输液瓶内第一次加 0.5～1.0g 维生素 C（瓶内液体量应在 400mL 以上），以后每 6 小时加 0.5g，坚持 24 小时。必要

时可给维生素 B_1、维生素 B_6 100～200mg。

补充能量制剂：每 24 小时注射 20～40mg 三磷酸腺苷（ATP），注射 2 次。

注射氢化可的松：肌内注射或静脉滴注。第一天 50mg/24h，48 小时后，再注射 25mg。

（2）鼠疫特效治疗：在抢救休克的同时进行特效药物治疗。对各型鼠疫的特效治疗一般以链霉素为首选，其次是广谱抗菌素，磺胺类药物作为辅助治疗或预防性用药。

a. 首选链霉素。

腺鼠疫的治疗：成人第一天用量为 2～3g（肌内注射），首次注射 1g，以后每 4～6 小时注射 0.5g，直到体温下降。一般退热后继续给药 3 天，每天 1～2g，分 2～4 次注射。腺肿局部对症治疗。

肺鼠疫和败血型鼠疫的治疗：一般要求成人第一天用量为 5～7g，再次用 2g，以后每 4～6 小时 1g，直到体温下降。在体温接近正常，全身症状显著好转后，应持续用药 3～5 天，每天用量 2g。应特别注意：在治疗肺鼠疫和败血型鼠疫患者时，由于大量注射链霉素容易导致中毒性休克，建议在治疗过程中根据患者状态，将"特效治疗"与"中毒性休克处理"相结合，制订最佳治疗方案。

其他型鼠疫的治疗：可参考腺鼠疫的治疗方法。皮肤型鼠疫按一般外科疗法处置皮肤溃疡，必要时局部滴注链霉素或敷磺胺软膏。眼鼠疫可用金霉素、四环素、氯霉素眼药水点眼，一天数次，点后用生理盐水冲洗。有脑膜炎症状的危重患者，可向脑脊髓腔内注射链霉素，每次用 0.1～0.2g。必须注意用药不能过久，症状减轻后立即停止。鞘内注射一定要慎重，用药时密切关注肾功能，防止不良反应。

b. 广谱抗菌素的应用：用链霉素的同时也可以用土霉素、

卡那霉素和庆大霉素等广谱抗菌素中的一种，对鼠疫也有较好疗效。用法按用药说明书，一般在病危时多采用静脉滴注，病情缓解后改用口服。治疗过程中如遇到抗链霉素菌株，单独或合用其他抗菌素时，每天用药次数及每次用药量都需较常规方案适当增加，并密切注意病情变化，以防产生不良反应。

c. 磺胺类药物的应用：磺胺类药物对鼠疫有一定的疗效。单纯磺胺嘧啶，成人第 1 天总量为 7~14g，首次 2~4g，然后每 4 小时 1~2g。第 2 天至第 3 天，每天 4 小时 1~2g。第 4 天以后，如病情好转，可改为每 4~6 小时服 1g，服药的同时加服等量碳酸氢钠，直到体温恢复正常。然后每天 4 次，各 0.75g，连服 5~7 天。使用增效联磺复方制剂时，按用药说明书即可。

（3）预防性用药：对接触鼠疫患者的人应进行预防性用药，诊查患者及解剖尸体的参加者必须事前服用磺胺制剂。成人首次 2g，其后每 4~6 小时服 1g，一般被隔离的观察者亦需预防性用药，口服磺胺制剂或用抗生素，连服 5~7 天。

6. 防控措施。

1）严格控制传染源：

（1）发现疑似或确诊患者，应立即按紧急疫情上报，同时将患者严密隔离，禁止探视及患者互相往来。患者排泄物应彻底消毒，患者死亡应火葬或深埋。接触者应检疫 9 天，对曾接受预防接种者，检疫期应延至 12 天。

（2）对自然疫源地进行疫情监测，控制鼠间鼠疫。广泛开展灭鼠爱国卫生运动。旱獭在某些地区是重要传染源，也应大力捕杀。

2）切断传播途径：灭蚤必须彻底，对家畜等也要喷药；加强交通及国境检疫，对来自疫源地的船只、车辆、飞机等均应进行严格的国境卫生检疫，实施灭鼠、灭蚤消毒，对乘客进行隔离留检。

3）保护易感者：

（1）自鼠疫开始流行时，对疫区及其周围的居民、进入疫区的工作人员，均应进行预防接种。常用 EV 无毒株干燥活菌苗，皮肤划痕法接种，即 2 滴菌液，相距 3～4cm。2 周后可获免疫力。一般每年接种一次，必要时 6 个月后再接种一次。我国新研制的 06173 菌苗免疫动物后产生的 F1 抗体较 EV 无毒株高 1 倍。

（2）进入疫区的医务人员必须接种疫苗，2 周后方能进入疫区。工作时必须穿防护服，戴口罩、帽子、手套、眼镜，穿胶鞋及隔离衣。接触患者后可预防性用药，磺胺嘧啶首次 2g，其后每 4～6 小时服 1g，连服 5 天。

4）其他重要措施：

（1）加强国境检疫，预防疫情输入。对来自流行地区的人员、动物和货物做好检疫工作，严防疾病传入我国，尤其加强对可疑病例和染疫动物的检疫。口岸检疫部门一旦发现病例及疑似病例，要及时通报卫生行政部门做好疫情调查和处理。

（2）加强对出境人员防病知识的宣传。前往流行地区的人员应做好有效防护，防止跳蚤叮咬，同时避免与疑似病例及染疫动物接触。

第四部分　重点关注传染病流调表

一、鼠疫相关调查表

（一）鼠疫病例个案调查表（表4-1）

表4-1　鼠疫病例个案调查表

国标码□□□□□□　　　　病例编码□□□□

1　一般情况

1.1　姓名：＿＿＿＿＿＿

1.2　身份证号码：□□□□□□□□□□□□□□□□□□

1.3　性别：　（1）男　　（2）女　□

1.4　年龄（岁）：□□

1.5　职业：□

　　（1）幼托儿童　　（2）散居儿童　　（3）学生　　（4）医疗卫生人员

　　（5）教师　　（6）保育保姆　　（7）餐饮业　　（8）商业服务

　　（9）工人　　（10）民工　　（11）农民　　（12）牧民

　　（13）渔（船）民　　（14）干部职员　　（15）离退人员

　　（16）家务待业　　（17）其他

1.6　现居住地（详填）：＿＿＿省＿＿＿市＿＿＿县（区）＿＿＿乡（街道）＿＿＿村

1.6.1　联系电话：＿＿＿＿＿＿＿＿＿＿

1.7　工作单位：＿＿＿＿＿＿＿＿＿＿＿＿＿＿＿＿＿＿＿

1.8　户口所在地（详填）：＿＿＿省＿＿＿市＿＿＿县（区）＿＿＿乡（街道）＿＿＿村

续表 4-1

1.9　发病时间：___年___月___日　　　　□□□□/□□/□□

1.10　发病地点：___省___市___县（区）

1.11　初诊时间：___年___月___日　　　　□□□□/□□/□□

1.12　初诊单位：_____

1.13　初次诊断：(1) 疑似鼠疫　(2) 确诊鼠疫　(3) 其他_____□

1.14　入院时间：___年___月___日　　　　□□□□/□□/□□

1.15　所住医院名称：_____

1.16　住院号：_____　　　　　　□□□□□□

1.17　入院诊断：(1) 疑似鼠疫　(2) 确诊鼠疫　(3) 其他_____□

1.17.1　临床类型：□

　　　　(1) 腺鼠疫　(2) 肺鼠疫　(3) 败血型鼠疫

　　　　(4) 脑膜炎型鼠疫　(5) 皮肤型鼠疫　(6) 其他

1.18　鼠疫菌苗接种　　　　　　　　(1) 有　(2) 无　□

1.18.1　菌苗接种次数：_____

1.18.2　第一次接种时间　___年___月___日　□□□□/□□/□□

1.18.3　第二次接种时间　___年___月___日　□□□□/□□/□□

2　临床表现

2.1　突然发病、高热、白细胞计数剧增　　　(1) 有　(2) 无　□

2.1.1　体温（入院时）_____℃

2.2　淋巴结肿大，且剧烈疼痛、强迫体位　　(1) 有　(2) 无　□

2.3　高度毒血症、休克综合征、皮下及黏膜出血而无明显的淋巴结肿大

　　　　　　　　　　　　　　　　　　　(1) 有　(2)　无□

2.4　咳嗽、胸痛、呼吸困难、有鲜红色血痰或泡沫样血痰

　　　　　　　　　　　　　　　　　　　(1) 有　(2) 无　□

2.5　血性腹泻并重症腹痛，高热及休克综合征

　　　　　　　　　　　　　　　　　　　(1) 有　(2) 无　□

2.6　皮肤剧烈疼痛性丘疹，血性水疱，基底坚硬，周边灰黑色

　　　　　　　　　　　　　　　　　　　(1) 有　(2) 无　□

2.7　呕吐、剧烈头痛、狂躁谵语、妄动或昏睡、颈强直、颅内压高、脑
　　脊液混浊　　　　　　　　　　　　　　　(1) 有　　(2) 无　□

3　临床及实验室检查

3.1　入院时白细胞计数：_____/mm³

3.1.1　中性白细胞计数：_____/mm³

3.1.2　淋巴细胞计数：_____/mm³

3.2　胸部 X 线检查（最近一次检查结果）是否有阴影改变：

　　　　　　　　　　　　　　　　　　　　　(1) 是　　(2) 否　□

3.3　血清学鼠疫间接血凝（IHA）检测结果：

3.3.1　第一份血清　　　　　　　　　(1) 阴性　　(2) 阳性　□

3.3.2　第二份血清　　　　　　　　　(1) 阴性　　(2) 阳性　□

3.3.3　第三份血清　　　　　　　　　(1) 阴性　　(2) 阳性　□

3.4　鼠疫杆菌分离培养结果：　　　　(1) 阴性　　(2) 阳性　□

4　流行病学史调查

4.1　发病前 10 天有无外地旅行史：　　　(1) 有　　(2) 无　□

如果有，请填写下表；如果无，跳转至 4.2

所到地点	到达时间	离开时间	交通工具	常去地方	备注

4.2　发病前 10 天是否发现死鼠或接触动物　　(1) 是　　(2) 否　□

4.2.1　住宅附近发现死鼠或接触死鼠　　　　(1) 是　　(2) 否　□

4.2.2　接触过死哺乳类动物　　　　　　　　(1) 是　　(2) 否　□

4.2.3　接触过野生动物，如旱獭、黄鼠等　　(1) 是　　(2) 否　□

4.3　发病前是否被跳蚤叮咬　　　　　　　　(1) 是　　(2) 否　□

4.4　发病前是否进入过鼠疫实验室　　　　　(1) 是　　(2) 否　□

4.4.1 接触过鼠疫实验室用品	（1）是 （2）否 □

4.5 发病前 10 天是否与确诊鼠疫病例或疑似鼠疫病例接触：

（1）是 （2）否 □

如果是，请填写下表

患者姓名	与患者关系	最后接触时间	接触方式	接触频率	接触地点

注：1. 与患者关系：（1）家庭成员 （2）同事 （3）社会交往 （4）共用交通工具 （5）其他

2. 接触方式：（1）与患者同进餐 （2）与患者同处一室 （3）与患者同一病区 （4）与患者共用食具、茶具、毛巾、玩具等 （5）接触患者分泌物、排泄物等 （6）诊治、护理患者 （7）探视患者 （8）其他接触

3. 接触频率：（1）经常 （2）有时 （3）偶尔

4. 可能的接触地点：（1）家 （2）工作单位 （3）学校（4）集体宿舍 （5）医院 （6）室内公共场所 （7）其他

4.6 发病后至住院前接触者：

4.6.1 家庭、亲友主要联系人：

姓名	性别	年龄	与患者关系	住址	电话号码

续表 4-1

4.6.2 工作单位或主要活动场所联系人：

单位名称	地址	主要联系人	电话号码

4.7 发病后有无外出旅行史： (1) 有 (2) 无□

地点	时间	交通工具	班（车）次	座号	备注

5 转归与最终诊断情况（随访或根据医疗报告完成）

5.1 转归：(1) 痊愈 (2) 死亡 □

若病例死亡，则填写 5.1.1

5.1.1 病例死亡时间：___年___月___日 □□□□/□□/□□

5.2 最后诊断：

(1) 腺鼠疫 (2) 肺鼠疫 (3) 败血型鼠疫

(4) 脑膜炎型鼠疫 (5) 皮肤型鼠疫 (6) 其他 □

调查单位：_____

调查时间：___年___月___日 □□□□/□□/□□

调查者签名：_____

附：鼠疫病例个案调查表填表说明

1. 请您用圆珠笔或钢笔填写，字迹要工整。

2. 凡是数字，都填写阿拉伯数字，如 0、1、2、3……

3. 请将所选择答案的序号写在题后的"□"内。

4. 使用6位国标码，如广州市为440100。

5. 所有涉及日期都填写到日，如入院时间为2003年4月5日，则在相应的栏目中填写2003/04/05。

6. 第1.12项中初诊单位如果是正规医院，应详细填写医院名称，如果是个体诊所，应注明详细地址。

7. 第4.1及4.5项中外地旅行史中所到地方具体填写到某省份的某城市或某县。

（二）鼠疫接触者调查表（表4—2）

表4—2　鼠疫接触者调查表

国标码□□□□□□　病例姓名：_____　　　病例编码□□□□

病例身份证号码：□□□□□□□□□□□□□□□□□□

病例所住医院：_____　　　　住院号：_____

接触者序号　□□□

1　一般情况

1.1　姓名：_____

1.2　身份证号码：□□□□□□□□□□□□□□□□□□

1.3　性别：（1）男　（2）女　□

1.4　年龄（岁）：□□

1.5　职业：□

　　（1）幼托儿童　（2）散居儿童　（3）学生　（4）教师

　　（5）保育保姆　（6）餐饮业　（7）商业服务　（8）工人

　　（9）民工　（10）农民　（11）牧民　（12）渔（船）民

　　（13）干部职员　（14）离退人员　（15）家务待业

　　（16）医疗卫生人员　（17）其他

1.6　现居住地（详填）：___省___市___县（区）___乡（街道）___村

1.6.1　联系电话：_____

1.7　工作单位：_____

1.8　户口所在地（详填）：___省___市___县（区）___乡（街道）___村

1.9　鼠疫疫苗接种：□（1）有　（2）无

1.9.1　疫苗接种次数：□

1.9.2　第一次接种时间　___年___月___日　□□□□/□□/□□

1.9.3　第二次接种时间　___年___月___日　□□□□/□□/□□

1.10　管理方式：□

　　　（1）家中隔离观察　（2）医疗机构隔离观察

　　　（3）留验站等地点隔离观察（4）无隔离观察

1.10.1　开始隔离或医学观察的时间　□□□□/□□/□□

1.11　预防性治疗方法：□

　　　（1）注射链霉素　（2）口服抗生素　（3）口服磺胺类药

　　　（4）口服抗生素＋磺胺类药

1.12　转归：□

　　　（1）解除隔离　（2）转为疑似病例　（3）转为确诊病例

　　　（4）脱离隔离　（5）失访　（6）其他

1.12.1　若解除隔离，则解除时间：　□□□□/□□/□□

1.12.2　若转为疑似或确诊病例，则是否隔离治疗：

　　　　　　　　　　　　　　　　（1）是　（2）否　□

（若否，跳转至 2.）

1.12.3　如是，则治疗医院名称_____

1.12.4　开始隔离治疗时间　□□□□/□□/□□

2　可能的接触地点

2.1　家　　　　　　　　　　　　　（1）是　（2）否　□

2.2　工作单位　　　　　　　　　　（1）是　（2）否　□

2.3　学校　　　　　　　　　　　　（1）是　（2）否　□

2.4　集体宿舍　　　　　　　　　　（1）是　（2）否　□

2.5　医院　　　　　　　　　　　　（1）是　（2）否　□

2.5.1　若是，则医院名称_____

2.6 室内公共场所	（1）是	（2）否	□
2.7 飞机、火车、轮船或公交车	（1）是	（2）否	□

2.7.1 若是，则具体班次或公交车车号＿＿＿＿＿＿＿＿＿

3 医务人员与鼠疫患者接触方式调查

3.1 诊查患者	（1）是	（2）否	□
3.2 护理患者	（1）是	（2）否	□
3.3 检验标本	（1）是	（2）否	□
3.4 辅助检查	（1）是	（2）否	□
3.5 接触患者分泌物、排泄物等	（1）是	（2）否	□
3.6 病房保洁和污染物处理	（1）是	（2）否	□
3.7 其他方式	（1）是	（2）否	□
3.8 探视患者	（1）是	（2）否	□

4 其他人员与鼠疫传染源接触方式调查

4.1 与患者同处一室	（1）是	（2）否	□
4.2 与患者同一病区	（1）是	（2）否	□
4.3 与患者共用卧具、食具、茶具、毛巾、玩具等	（1）是	（2）否	□
4.4 接触患者分泌物、排泄物等	（1）是	（2）否	□
4.5 探视患者	（1）是	（2）否	□
4.6 接触老鼠	（1）是	（2）否	□
4.7 接触病死动物或其排泄物	（1）是	（2）否	□

4.7.1 接触方式：□

（1）捕捉 （2）剥食 （3）饲养 （4）玩耍 （5）媒介叮咬

（6）其他

4.8 其他方式：＿＿＿＿＿＿＿＿

5 最后接触时间　　　　　　　　□□□□/□□/□□

调查单位：＿＿＿＿＿＿＿＿＿＿

调查时间：＿＿＿年＿＿＿月＿＿＿日　　　□□□□/□□/□□

调查者签名：＿＿＿＿＿＿＿＿＿＿

（三）鼠疫患者（尸体）检验报告卡（表4—3）

表4—3　鼠疫患者（尸体）检验报告卡

年　　字第　　号

姓名		性别		年龄		职业		民族	
住址					染疫地区				
发病经过及主要症状体征									
解剖所见									
检验日期		月　日　时		判定日期		月　日　时		判定结果	

检验结果		血液	痰液	淋巴液	皮肤病灶	心脏	肺	肝	脾	骨髓
	细菌培养									
	血清学试验									

（四）鼠疫疫鼠（獭）、疫蚤检验报卡（表4—4）

表4—4　鼠疫疫鼠（獭）、疫蚤检验报卡

材料名称	自毙（　　）/捕捉（　　）　　只/组		
发现地点	省　县（市）　乡　村	采集人	
发现日期	年　月　日	送检日期	年　月　日
送检单位			
收到日期	年　月　日	判定日期	年　月　日

续表4-4

检验结果	镜检	（　　　　）
	培养	（　　　　）
	噬菌体试验	（　　　　）
	动物试验	（　　　　）
	其他	
疫区处理情况		
备考		

二、不明原因肺炎病例调查表

不明原因肺炎病例调查表见4-5。

表4-5　不明原因肺炎病例调查表

一、病例一般情况

1. 姓名：_____　若为儿童，请填写家长姓名：_____

2. 性别：□男　　□女

3. 民族：_____

4. 出生日期：□□□□年□□月□□日（阳历）　（如出生日期不详，则填实足年龄：□□岁或□□月）

5. 职业：

□幼托儿童　□散居儿童　□学生　□教师　□保育保姆　□餐饮业

□商业服务　□工人　□民工　□农民　□牧民　□渔（船）民

□干部职员　□离退人员　□家务待业　□医疗机构工作人员

□其他

6. 现住址：____省 ____市 ____县（区）____乡（街道）____村（栋）

　　　　____组（单元）____号

7. 学习或工作单位：_____

8. 联系电话：

　　（1）手机_____　　（2）家庭电话_____

　　（3）其他联系人电话_____

二、病例的发病、就诊与报告经过

1. 发病日期：□□□□年□□月□□日

2. 前往医疗机构就诊前，是否自行服药：□是　□否　□不知道

（1）若自行服药，则服药种类：_____

3. 请填写以下就诊情况：

就诊次数	就诊单位	就诊日期	治疗天数	诊断结果	住院时间	门诊/住院病历号
第 1 次						
第 2 次						
第 3 次						

4. 病例的报告单位（具体到科室）：_____

（1）联系方式：①电话：_____　　②传真：_____

　　　　　　　③E-mail：_____

（2）网络直报时间：　□□□□年□□月□□日□□时□□分

三、病例的临床表现和实验室检查

1. 首发症状（描述）：_____

2. 流感样表现：□发热：体温（范围）____℃　持续时间：____

　　□寒战　□咳嗽　□咳痰　□咽痛　□头痛　□鼻塞　□流涕

　　□肌肉酸痛　□关节酸痛　□乏力　□胸闷　□气促　□呼吸困难

　　□腹泻　□结膜炎

3. 其他临床表现（描述）：_____

4. 血常规：

　　第 1 次：□□月□□日，WBC：____×10^9/L；N ____%；L ____%

　　检测单位：_____

续表 4-5

第 2 次：□□月□□日，WBC：____×10⁹/L；N ____%；L ____%

检测单位：_____

第 3 次：□□月□□日，WBC：____×10⁹/L；N ____%；L ____%

检测单位：_____

5. X 线检查（检查时间、结果、单位）：

第 1 次：□□月□□日，_____检测单位：_____

第 2 次：□□月□□日，_____检测单位：_____

第 3 次：□□月□□日，_____检测单位：_____

6. CT 检查（检查时间、结果、单位）：

第 1 次：□□月□□日，_____检测单位：_____

第 2 次：□□月□□日，_____检测单位：_____

第 3 次：□□月□□日，_____检测单位：_____

7. 病原学和血清学检查：

标本类型	采集时间	检测方法	检测结果	检测时间	检测单位

四、流行病学史

1. 发病前 14 天是否有外出旅行史［指去过调查对象发病时居住地所在乡（镇）以外的其他地点］？ □是 □否（如否，请跳转至第 2 题）

地点 1：____国家____省____市____县（区）____乡（镇）____村

地点 2：____国家____省____市____县（区）____乡（镇）____村

地点 3：____国家____省____市____县（区）____乡（镇）____村

所去地点是否为以下区域？

（1）动物禽流感疫情发生的疫区　　　　　　　　□是 □否

（2）SARS 疫区　　　　　　　　　　　　　　　□是 □否

（3）鼠疫疫区　　　　　　　　　　　　　　　　□是 □否

（4）其他传染病疫区　　　　　　　　　　　　　□是 □否

（由调查员询问旅行地点信息后判断是否为上述传染病疫区）

2. 发病前 14 天内是否有明确同类病例密切接触史，或其接触者也出现肺炎或为肺炎群体发病者之一？　　　　　　　□是　□否

注：密切接触是指治疗或护理、探视病例，与病例共同生活，通过其他方式直接接触病例的呼吸道分泌物、体液和（或）排泄物（如粪便）等。

如果是，请提供这些病例的姓名和联系方式：

病例 1：_____　联系方式：_____

病例 2：_____　联系方式：_____

病例 3：_____　联系方式：_____

3. 发病前 14 天接触动物的情况：

(1) 发病前 7 天内是否接触过病/死禽（包括家禽、野生水禽和候鸟），或其排泄物、分泌物，或暴露于其排泄物、分泌物污染的环境？

□是　□否

(2) 发病前 14 天内是否到过有活禽交易、宰杀的农贸市场？

□是　□否

(3) 发病前 14 天内是否在出现异常病/死禽的地区居住、生活、工作过？　　　　　　　　　　　　　　　　　□是　□否

(4) 发病前 14 天内是否有与果子狸等野生动物的接触史［如曾经到过饲养、贩卖、运输、加工、烹饪果子狸等野生动物的场所和环境，直接接触过其分泌物和（或）排泄物（如粪便）等］？

□是　□否

(5) 除此以外，发病前 14 天内是否直接用手接触过正常活禽（包括家禽、野生水禽和候鸟），或其排泄物、分泌物？　　□是　□否

是否与正常活禽有过近距离（1 米以内）接触？　□是　□否

4. 是否有下列高危职业史？

(1) 是否为饲养、贩卖、屠宰、加工、诊治家禽的职业人员？

□是　□否

(2) 是否为可能暴露于禽流感病毒或其他潜在感染性材料的人员（如从事禽流感科研、检测、试剂和疫苗生产等的工作人员）？

□是　□否

（3）是否为未采取严格的个人防护措施，处置高致病性禽流感动物

疫情的人员？ □是 □否

（4）是否为未采取严格的个人防护措施，诊治、护理人禽流感疑似、

临床诊断或实验室确诊病例的医护人员？ □是 □否

（5）是否为未采取严格的个人防护措施，诊治、护理 SARS 疑似、临

床诊断或实验室确诊病例的医护人员？ □是 □否

（6）是否为可能暴露于 SARS 病毒或其他潜在感染性材料的人员（如

从事 SARS 科研、检测、试剂和疫苗生产等的工作人员）？

□是 □否

五、密切接触者情况（可另附表）

姓名	性别	与患者的关系	联系电话

六、最终诊断情况

1. 最终诊断

人禽流感：□疑似病例 □临床诊断病例 □确诊病例

SARS： □疑似病例 □临床诊断病例 □确诊病例

□排除人禽流感和 SARS，诊断为：＿＿＿＿＿＿＿＿＿（病名）

调查单位：＿＿＿＿＿＿ 调查者签名：＿＿＿＿＿＿ 调查时间：＿＿＿＿＿＿

三、霍乱流行病学个案调查表

霍乱流行病学个案调查表见表4-6。

表4-6　霍乱流行病学个案调查表

1　一般情况
1.1　姓名_____　若为14岁以下儿童，请填写家长姓名_____
1.2　性别　（1）男　（2）女
1.3　年龄（岁、月）_____
1.4　职业　（1）幼托儿童　（2）散居儿童　（3）学生　（4）教师 　　　（5）保育员及保姆　（6）餐饮业　（7）商业服务 　　　（8）医疗卫生人员　（9）工人　（10）民工　（11）农民 　　　（12）牧民　（13）渔（船）民　（14）干部职员 　　　（15）离退人员　（16）家务待业　（17）其他（注明）_____ 　　　（18）不详
1.5　文化程度　（1）学龄前儿童　（2）文盲　（3）小学　（4）初中 　　　（5）高中　（6）大学及以上　（7）不详
1.6　现住址_____
1.7　户口地址_____
1.8　工作（学习）单位_____
1.9　联系人_____，联系电话（或手机）_____
2　发病情况
2.1　发病日期___年___月___日___时
2.2　发病地点_____
2.3　首诊时间___年___月___日___时
2.4　首诊单位_____
2.5　诊断医院_____
2.6　报告时间___年___月___日___时
2.7　住院时间___年___月___日___时
2.8　出院时间___年___月___日___时

2.9 出院依据 （1）临床症状消失 （2）两次粪便检测阴性

（3）自动出院 （4）其他_____

3 临床资料

3.1 临床症状

3.1.1 感染类型 （1）患者 （2）带菌者

3.1.2 腹泻 （1）有 （2）无

3.1.3 每天最多腹泻次数_____

3.1.4 粪便性状 （1）水样 （2）米泔样 （3）洗肉水样

（4）大块黏膜

3.1.5 腹泻方式 （1）里急后重 （2）通畅 （3）失禁 （4）绞痛

3.1.6 呕吐 （1）有 （2）无

3.1.7 呕吐方式 （1）喷射状 （2）先泻后吐 （3）先吐后泻

（4）其他

3.1.8 发热 （1）有 （2）无 最高体温_____℃

3.1.9 腓肠肌疼痛 （1）有 （2）无

3.1.10 脱水情况 （1）重度 （2）中度 （3）轻度

3.1.11 临床类型 （1）重 （2）中 （3）轻

3.2 诊断依据

3.2.1 感染者发现方式 （1）疫源检索 （2）腹泻病门诊

（3）乡镇级医院 （4）个体诊所 （5）其他（注明）_____

3.2.2 确诊依据 （1）临床 （2）病原学

3.2.3 采样时间____年____月____日____时

3.2.4 送检时间____年____月____日____时

3.2.5 送样单位 （1）县级以上医院 （2）县（区）医院

（3）乡镇卫生院 （4）村卫生室 （5）个体诊所

3.2.6 检验结果报告时间____年____月____日___时

3.2.7 检验结果 （1）小川 （2）稻叶 （3）O_{139}

3.3 患者转归 （1）痊愈 （2）带菌 （3）死亡

4　流行病学调查

4.1　传染源和传播途径的追溯（发病前 5 天内）

4.1.1　外出史　(1) 有　(2) 无

4.1.1.1　去过何地＿＿＿＿＿＿＿＿＿＿＿＿

4.1.1.2　在该地有无下列活动

4.1.1.2.1　住宿　(1) 有　(2) 无

4.1.1.2.2　用餐　(1) 有　(2) 无

4.1.1.2.3　带回食品　(1) 有　(2) 无　若有，食品名称＿＿＿＿

4.1.1.3　该地有无同样疾病　(1) 有　(2) 无

4.1.2　外人来家　(1) 有　(2) 无

4.1.2.1　来自何地＿＿＿＿＿＿＿＿＿＿＿＿

4.1.2.2　该地同样疾病　(1) 有　(2) 无

4.1.2.3　来后有无下列活动

4.1.2.3.1　在家住宿　(1) 有　(2) 无

4.1.2.3.2　在家用餐　(1) 有　(2) 无

4.1.2.3.3　带来食品　(1) 有　(2) 无　若有，食品名称＿＿＿＿

4.1.3　接触过同样患者　(1) 有　(2) 无

4.1.3.1　接触时间＿＿＿年＿＿＿月＿＿＿日＿＿＿时

4.1.3.2　接触地点＿＿＿＿＿＿＿＿＿＿＿＿

4.1.3.3　接触方式

4.1.3.3.1　同吃　(1) 有　(2) 无

4.1.3.3.2　同住　(1) 有　(2) 无

4.1.3.3.3　护理　(1) 有　(2) 无

4.1.3.3.4　其他　(1) 有　(2) 无

4.2　饮食情况（发病前 5 天内）

4.2.1　饮生水　(1) 有　(2) 无

4.2.2　水源类型　(1) 井水　(2) 河水　(3) 塘水　(4) 自来水
　　　(5) 其他

4.2.3　吃生冷食品　(1) 有　(2) 无

续表 4-6

4.2.4 生冷食品名称_____，购买地点_____

4.2.5 熟食冷吃 （1）有 （2）无

4.2.6 熟食名称_____，购买地点_____

4.2.7 其他可疑食品名称_____，购买地点_____

4.2.8 在外就餐史 （1）有 （2）无

4.2.9 就餐地点 （1）大排档 （2）个体餐馆 （3）宾馆餐厅
　　　 （4）其他 就餐地点名称_____

4.2.10 同餐人数_____

4.2.11 同餐日期____年____月____日____时

5 疫点疫区处理

5.1 防疫站接到报告时间____年____月____日____时

5.2 防疫站人员到达现场时间____年____月____日____时

5.3 疫点____个

5.4 范围____户____个

5.5 解除时间____年____月____日____时

5.6 终末消毒时间____年____月____日____时

5.7 患者隔离 （1）是 （2）否

5.8 隔离地点 （1）住院 （2）在家

5.9 解除隔离时间____年____月____日____时

5.10 患者粪便检测情况

	第一次	第二次	第三次	第四次	第五次
时间					
结果					

6 小结

_____

_____

调查者单位_____　　　调查者_____

审查者_____　　　调查日期_____

四、登革热病例个案调查表

登革热病例个案调查表见表 4-7。

表 4-7　登革热病例个案调查表

一、基本情况

1. 患者姓名：_____ 联系电话：_____

   如患者年龄<14 岁，则填写家长姓名：____ 联系电话：_____

2. 性别：（1）男　（2）女

3. 年龄：_____ 岁

4. 民族：（1）汉族　（2）壮族　（3）傣族　（4）其他少数民族_____

5. 职业：

   （1）幼托儿童　（2）散居儿童　（3）学生　（4）教师

   （5）保育保姆　（6）饮食从业人员　（7）商业服务

   （8）医疗卫生人员　（9）工人　（10）民工　（11）农民

   （12）牧民　（13）渔（船）民　（14）干部职员　（15）离退人员

   （16）家务待业　（17）其他_____

6. 工作单位：_____

7. 家庭住址：_____ 省（自治区/直辖市）_____ 市_____ 县（市/区）

   _____ 乡（镇/街道）_____ 村（居委会）_____

二、发病就诊情况

1. 发病日期：_____ 年_____ 月_____ 日

2. 是否为重症病例：（1）是　（2）否

3. 就诊情况：

就诊日期	就诊医院	有无住院	住院日期	出院日期	出院诊断	备注

4. 转归：（1）痊愈　（2）死亡（死亡日期：____ 年____ 月____ 日）

三、血清学及病原学检查结果

项目		是否检测 （未做请注明否）	标本采集 时间	检测 方法	检测结果 （阴性/阳性）
登革病毒抗体	IgG				
	IgM				
登革病毒分离					
登革病毒核酸					
登革病毒抗原	NS1				

病毒分型检测：（1）DENV-1　（2）DENV-2　（3）DENV-3
（4）DENV-4　（5）未检测

四、发病前后活动情况

（一）发病前外出史

1. 发病前 14 天内是否有外出（离开本市县及出境旅游）史：

（1）是　（2）否

如否，跳至"（二）发病前后外出活动情况"

如是，

地点 1：____国/地区（适用境外）或____省____市（州）____县
（区）（适用境内），日期：____年____月____日至____年____月____日

地点 2：____国/地区（适用境外）或____省____市（州）____县
（区）（适用境内），日期：____年____月____日至____年____月____日

地点 3：____国/地区（适用境外）或____省____市（州）____县
（区）（适用境内），日期：____年____月____日至____年____月____日

返回时间（或入境时间）：____年____月____日

2. 外出期间是否明确有蚊虫叮咬史：　（1）是　（2）否

如是，则叮咬地点为：

地点 1：____国/地区（适用境外）或____省____市（州）____县
（区）（适用境内）

地点 2：____国/地区（适用境外）或____省____市（州）____县
（区）（适用境内）

地点 3：____国/地区（适用境外）或____省____市（州）____县
（区）（适用境内）

3. 是否随旅行团出行？

  （1）是，同行团队名称（或旅行社名称）：＿＿＿＿＿＿＿＿，团队人

    数：＿＿＿＿＿＿＿人

  （2）否

（二）发病前后外出活动情况

1. 发病前 1 天至发病后 5 天是否在国内　　（1）是　　（2）否

  如是，

  地点 1：＿＿省＿＿市（州）＿＿县＿＿＿＿＿

  日期：＿＿年＿＿月＿＿日至＿＿年＿＿月＿＿日

  地点 2：＿＿省＿＿市（州）＿＿县＿＿＿＿＿

  日期：＿＿年＿＿月＿＿日至＿＿年＿＿月＿＿日

  地点 3：＿＿省＿＿市（州）＿＿县＿＿＿＿＿

  日期：＿＿年＿＿月＿＿日至＿＿年＿＿月＿＿日

  备注：＿＿＿＿＿＿＿＿＿＿＿＿＿＿＿＿＿＿

五、病例分类

1. 是否为暴发疫情指示病例：（1）是　　（2）否

2. 病例类别：

  （1）境外输入病例　输入国家或地区：＿＿＿＿＿＿

  （2）境内输入病例　输入地区：＿＿省＿＿市（地区）＿＿县（区）

  （3）本地病例

3. 病例诊断分类：（1）疑似病例　　（2）临床诊断病例　　（3）实验室诊

  断病例

六、共同暴露者/接触者健康状况

若病例有共同暴露者或者病毒血症期有密切接触者，请对其开展健康状

况调查

（一）有无外出同行者出现过发热等类似症状

（1）有，＿＿＿＿＿＿＿人出现发热等类似症状，外出同行者一共＿＿＿＿＿＿＿人

（2）无　　（3）不详

（二）有无家庭其他成员/接触者出现过发热等类似症状：

续表 4—7

（1）有，_____人出现发热等类似症状，家中一共_____人
（2）无　（3）不详
（三）有无同事出现过发热等类似症状
（1）有，_____人出现发热等类似症状，所在部门同事一共_____人
（2）无　（3）不详
七、住所（病家）环境相关因素
（一）使用的防蚊设备（可多选）
（1）蚊帐　（2）蚊香　（3）纱门　（4）灭蚊剂　（5）其他：_____
（二）积水容器类型（可多选）
（1）水生植物花瓶　（2）花盆托　（3）瓦盆　（4）铁罐（5）碗碟缸
（6）树洞　（7）竹桩　（8）假山　（9）盆景　（10）其他：_____
调查日期：_____年___月___日
调查者：_____

五、猴痘病例个案调查表

猴痘病例个案调查表见表 4—8。

表 4—8　猴痘病例个案调查表

国标码□□□□□□
病例编码□□□□
1．一般情况
1.1　姓名：_____
1.2　身份证号码：□□□□□□□□□□□□□□□□□□
1.3　性别：□（1）男　（2）女
1.4　年龄（岁）：_____　　　　　　　　　　　　　　　□
1.5　联系电话：_____

1.6　职业：□

　　（1）幼托儿童　（2）散居儿童　（3）学生　（4）医疗卫生人员

　　（5）教师　（6）保育保姆　（7）餐饮业　（8）商业服务

　　（9）工人　（10）民工　（11）农民　（12）牧民

　　（13）渔（船）民　（14）干部职员　（15）离退人员

　　（16）家务待业　（17）其他

1.7　现居住地（详填）：

　　___省___市___县（区）___乡（街道）___村（小区）___号

1.8　户口所在地（详填）：

　　___省___市___县（区）___乡（街道）___村（小区）___号

1.9　隔离酒店地址：___省___市___县（区）___乡（街道）___号

1.10　工作单位：_____

1.11　发病时间：___年___月___日　　　□□□□/□□/□□

1.12　发病地点：___省___市___县（区）

1.13　初诊时间：___年___月___日　　　□□□□/□□/□□

1.14　初诊单位：_____

1.15　初次诊断：□　　（1）疑似病例　（2）确诊　（3）其他_____

1.16　入院时间：___年___月___日　　　□□□□/□□/□□

1.17　所住医院名称：_____

1.18　住院号：□□□□□□□

1.19　入院诊断：□（1）疑似病例　（2）确诊　（3）其他：_____

2.　临床表现

2.1　发热：□　　　　　　　　　　　　　　（1）有　（2）无

2.1.1　体温（入院时）：_____℃

2.1.2　首次发热日期：___年___月___日　　□□□□/□□/□□

2.2　寒战：□　　　　　　　　　　　　　　（1）有　（2）无

2.3　出汗：□　　　　　　　　　　　　　　（1）有　（2）无

2.4　头痛：□　　　　　　　　　　　　　　（1）有　（2）无

2.5　背痛：□　　　　　　　　　　　　　　（1）有　（2）无

续表 4-8

2.6 咽痛：□   (1) 有   (2) 无

2.7 浅表淋巴结肿大：□   (1) 有   (2) 无

2.8 咳嗽：□   (1) 有   (2) 无

2.9 呼吸急促：□   (1) 有   (2) 无

2.10 嗜睡：□   (1) 有   (2) 无

2.11 乏力：□   (1) 有   (2) 无

2.12 皮疹：□   (1) 有   (2) 无

2.12.1 若出现皮疹，请明确部位：＿＿＿＿＿＿＿＿

2.12.2 首次出现皮疹日期：＿＿年＿＿月＿＿日 □□□□/□□/□□

2.13 其他临床表现：＿＿＿＿＿＿＿＿＿＿＿＿＿＿

3. 实验室检查

3.1 猴痘病毒分离：□   (1) 阴性   (2) 阳性

3.2 猴痘病毒核酸检测：□   (1) 阴性   (2) 阳性

4. 流行病学史调查

4.1 发病前 21 天有无境外旅居史：□   (1) 有   (2) 无
     若有，转 4.1.1

4.1.1 曾前往国家/城市：＿＿＿＿＿＿＿＿＿＿

4.1.2 接触动物史（包括啮齿类，如非洲松鼠、树松鼠、冈比亚袋鼠、睡鼠等，灵长类如多种猴类和猿类）：□   (1) 是   (2) 否
      若有，则转 4.1.3

4.1.3 动物名称：＿＿＿＿＿＿＿＿＿＿

4.2 若无境外旅居出史，发病前 21 天有无暴露于有临床症状（如结膜炎、呼吸症状、或皮疹）的进口或野生啮齿类和灵长类动物：□
                                          (1) 有   (2) 无

4.3 若无境外旅居出史，发病前 21 天有无暴露于疑似病例、确诊病例：□
                                          (1) 有   (2) 无

4.4 发病前 21 天，是否有同性性行为：□   (1) 有   (2) 无

4.5　发病后密切接触者：

姓名	性别	年龄	与患者关系	住址	联系电话	备注

5. 转归与最终诊断情况（随访或根据医疗报告完成）

5.1　最后诊断：□　　　　　（1）确诊病例　（2）其他疾病_____

　　　诊断日期：　　　　　　　　　　　___年___月___日

5.2　转归：□　　　　　　　　　　　（1）痊愈　（2）死亡

　　　若病例死亡，则填写 5.2.1

5.2.1　病例死亡日期：___年___月___日　　　□□□□/□□/□□

　　　　　　　　　　　　　　　调查单位：_____

　　　　　　　　　　　　　　　调查者签名：_____

猴痘病例个案调查表填表说明：

1. 请您用圆珠笔或钢笔填写，字迹要工整。

2. 凡是数字，都填写阿拉伯数字如：0、1、2、3……

3. 请将所选择答案的序号写在题后的"□"内。

4. 使用 6 位国标码，如吉林省为 2 2 0 1 0 0。

5. 所有涉及日期的填写到日，如入院时间为 2003 年 4 月 5 日，则在相应的栏目中填写 2 0 0 3 0 4 0 5。

六、疟疾病例个案调查表

疟疾病例个案调查表见表 4-9。

表 4-9　疟疾病例个案调查表

编号：_____

1　病例基本情况

1.1　姓名：_____

1.2　身份证号：_____

1.3　联系电话：_____

1.4　年龄：_____周岁

1.5　性别：　①男　②女

1.6　户籍所在地（请详细注明行政村/居委会、自然村/居民组名称）：

　　___省___市___县（市、区）____乡（镇、街道）_____

　　（如为境外，国籍：_____）

1.7　现住址（请详细注明行政村/居委会、自然村/居民组名称）：

　　___省___市___县（市、区）____乡（镇、街道）_____

1.8　现住址 GPS 坐标：_____

2　本次发病、诊断和报告情况

2.1　主要临床表现（可多选）：①发热　②畏寒　③出汗　④头痛

　　⑤腹泻；⑥其他（请描述_____）

2.2　有无并发症：①有　②无　如无，请跳转至 2.4 项

2.3　主要并发症：①脑损害　②ARDS　③休克　④溶血　⑤严重肾损

　　害　⑥肺水肿　⑦严重贫血　⑧酸中毒　⑨肝损害　⑩胃肠损害

　　⑪其他（请描述_____）

2.4　发病日期：___年___月___日

2.5　发热情况：　①持续发热　②隔天发热　③发热间隔时间不规则

2.6　病情程度：①轻（门诊治疗）　②重（住院治疗）　③危重（有昏

　　迷等凶险症状）

2.7　发病地点（请详细注明行政村/居委会、自然村/居民组名称）：

　　___省___市___县（市、区）____乡（镇、街道）_____

　　（如为境外，填国家或地区名：_____）

| 2.8 | 镜检结果：①未做　②阴性　③间日疟原虫　④恶性疟原虫　⑤三日疟原虫　⑥卵形疟原虫　⑦混合感染　⑧其他＿＿＿＿ |

2.8　镜检结果：①未做　②阴性　③间日疟原虫　④恶性疟原虫　⑤三日疟原虫　⑥卵形疟原虫　⑦混合感染　⑧其他＿＿＿＿

2.9　RDT 检测结果（请注明 RDT 生产厂家：＿＿＿＿产品批号：＿＿＿）：①未做　②阴性　③阳性　④恶性疟原虫　⑤其他＿＿＿＿

2.10　开展实验室检查单位：＿＿＿＿＿＿＿＿＿＿＿＿＿＿＿＿＿＿，该单位属于：①个体医生　②村卫生室　③乡镇卫生院　④县级医疗机构　⑤县级疾病预防控制中心　⑥地市级医疗机构　⑦地市级疾病预防控制中心　⑧省级医疗中心　⑨省级疾病预防控制中心　⑩其他＿＿＿＿

2.11　初次就诊单位：＿＿＿＿＿＿＿＿＿＿＿＿＿＿＿＿＿＿，该单位属于：①个体医生　②村卫生室　③乡镇卫生院　④县级医疗机构　⑤县级疾病预防控制中心　⑥地市级医疗机构　⑦地市级疾病预防控制中心　⑧省级医疗机构　⑨省级疾病预防控制中心　⑩其他＿＿＿＿

2.12　初次就诊时间：＿＿＿＿年＿＿月＿＿日

2.13　初次就诊诊断结果：①疟疾　②其他疾病

2.14　诊断日期：＿＿＿＿年＿＿月＿＿日；诊断单位：＿＿＿＿＿＿，该单位属于：①个体医生　②村卫生室　③乡镇卫生院　④县级医疗机构　⑤县级疾病预防控制中心　⑥地市级医疗机构　⑦地市级疾病预防控制中心　⑧省级医疗机构　⑨省级疾病预防控制中心　⑩其他＿＿＿＿

2.15　病例诊断分类：①疑似病例　②临床诊断病例　③确诊病例　④带虫者

2.16　病例报告时间：＿＿＿＿年＿＿月＿＿日

2.17　报告单位：＿＿＿＿＿＿＿＿＿该单位属于：①个体医生　②村卫生室　③乡镇卫生院　④县级医疗机构　⑤县级疾病预防控制中心　⑥地市级医疗机构　⑦地市级疾病预防控制中心　⑧省级医疗机构　⑨省级疾病预防控制中心　⑩其他＿＿＿＿

2.18 病例发现途径：①患者就医（常规发热患者血检、患者自述等）
②主动病例侦查（疫点传染源筛查、病例线索调查/同行人员筛查等）

2.19 实验室复核情况（请注明实验室名称：＿＿＿＿＿＿＿）

2.19.1 镜检复核结果：①阴性 ②间日疟原虫 ③恶性疟原虫 ④三
日疟原虫 ⑤卵形疟原虫 ⑥混合感染（请注明虫种：＿＿＿＿＿
＿＿＿＿＿＿） ⑦其他

2.19.2 PCR复核结果（请注明实验室名称：＿＿＿＿＿＿＿）：①阴性
②间日疟原虫 ③恶性疟原虫 ④三日疟原虫 ⑤卵形疟原虫
⑥混合感染（请注明虫种：＿＿＿＿＿＿＿） ⑦其他＿＿＿＿

3 本次治疗情况

3.1 G-6-PD检测结果：①未检测 ②检测（A 缺乏 B 不缺乏）

3.2 服用抗疟药物名称：①氯喹加伯氨喹 ②青蒿素类复方 ③青蒿素
类注射剂型 ④其他（请注明药物名称：＿＿＿＿＿＿＿） ⑤不
知道

3.3 是否住院治疗：①是 ②否

3.4 获取药物频次：①每天取药 ②一次性取药 ③其他方式

3.5 获取药物机构：①个体医生 ②村卫生室 ③乡镇卫生院
④县级医疗机构 ⑤县级疾病预防控制中心 ⑥地市级医疗机构
⑦地市级疾病预防控制中心 ⑧省级医疗机构 ⑨省级疾病预防控
制中心 ⑩其他＿＿＿＿＿＿

3.6 第一次服药时间：＿＿＿＿＿年＿＿月＿＿日

3.7 最后一次服药时间：＿＿＿＿＿年＿＿月＿＿日

3.8 服药天数：＿＿＿＿＿天

3.9 是否正规治疗：①是 ②否

3.10 治疗单位：＿＿＿＿＿＿＿＿
该单位属于：①个体医生 ②村卫生室 ③乡镇卫生院 ④县级
医疗机构 ⑤县级疾病预防控制中心 ⑥地市级医疗机构 ⑦地
市级疾病预防控制中心 ⑧省级医疗机构 ⑨省级疾病预防控制
中心 ⑩其他

4 既往病史和治疗情况（如患过疟疾，请填写以下选项）

4.1 上次发病情况：

上次患病时间_____，患病/诊断地点：_____，诊断结果：①间日疟 ②恶性疟 ③三日疟 ④卵形疟 ⑤混合感染（请注明虫种：_____） ⑥其他

4.2 上次抗疟治疗药品：①氯喹加伯氨喹 ②青蒿素类复方 ③青蒿素类注射剂型 ④其他（请注明药物全称：_____） ⑤不知道

4.3 上次使用药物天数：_____天

4.4 上次是否休根治疗：①是 ②否

5 感染来源调查

5.1 发病前1个月内是否有境外居留史：①是 ②否

过去1年内否有境外居留史（恶性疟、三日疟）：①是 ②否

如否，请跳转至5.6项

过去3年内否有境外居留史（间日疟、卵形疟）：①是 ②否

如否，请跳转至5.6项

5.2 境外居留地点：国家或地区_____

5.3 外出事由：①务工（工种：_____） ②旅游 ③公务 ④经商 ⑤探亲访友 ⑥其他（注明：_____）

5.4 境外疟疾患病情况：①是 ②否

5.5 预防措施

5.5.1 出境前是否采取预防性服药：①是 ②否

如采取预防性服药（请注明药物名称、剂量和疗程）：_____

5.5.2 境外居留期间是否使用驱避剂：①是 ②否

5.5.3 境外居留期间是否使用蚊帐：①是 ②否

5.5.4 境外居留期间是否预防性服药：①是 ②否

5.5.5 境外居留期间采取的其他预防措施：_____

5.6 发病前2周内是否有境内其他流行区居留史：①是 ②否

如否，请跳转至5.8项

续表 4-9

5.7　境内其他流行区居留地点：

　　　___省___市___县（市、区）____乡镇___行政村___自然村

　　居住时间：____天

5.8　发病前 2 周内是否有输血史：①是　②否

5.9　近 1 个月内家庭成员或来访亲友是否有人发热：①是　②否

5.10　本次感染可能来源：①本地感染（A. 本县感染；B. 省内外县感染；C. 外省感染）　②境外感染

5.11　病例分类：①本地原发病例；②输入病例；③其他（A. 输入继发病例；B. 复发病例；C. 非蚊传疟疾病例）

6　病例随访情况

6.1　是否全程服药：①是　②否

如是，请跳转至 6.3 项

6.2　未全程服药的原因：_____

6.3　是否出现药物不良反应：①是　②否

　　如是，请注明具体药物不良反应：_____

6.4　治疗效果：①痊愈　②未痊愈（请注明情况：_____）

　　③死亡（请注明死亡日期：_____）

6.5　若病例为住院患者，总住院天数：_____天

6.6　随访日期：_____年___月___日

6.7　随访人员：_____

调查单位：_____　调查人员：_____　调查日期：_____年___月

填表说明：

1. 请在应选项的数字或字母处打"√"。

2. 本表编号由县疾病预防控制中心统一编排，仅作为保存和查阅资料使用。

3. "4.1、4.2、4.3、4.4"项中"上次"指本次患病前最近一次患疟疾。

4. "6. 病例随访情况"部分是在病例全程治疗结束后回访调查。

第五部分 传染病症状监测和汇总相关表

表5-1 驻点医疗机构传染病症状监测病例一览表

时间	姓名	性别	年龄	国籍/代表团	联系电话	现住址	身份	发病日期（小时）	就诊日期（小时）	传染病相关症状（1=有，0=无）										初步诊断	接触史	处理	是否采样	检测结果	情况追踪
										发热	乏力	咳嗽	咽痛	皮疹	腹泻	呕吐	黄疸	结膜充血	其他						

填表说明：

1. 身份：1=运动员，2=国外运动员随队人员，3=国内工作人员（新闻媒体人员，工作人员，服务保障人员等），4=志愿者，5=观众，6=其他（需注明）。
2. 传染病相关症状：发热（腋下体温≥37.3℃），乏力，咳嗽，咽痛，皮疹，腹泻，呕吐，黄疸，结膜充血。
3. 接触史：1=接触过类似病例，2=无明确接触史，3=其他（请注明）。
4. 处理：1=转指定医院，2=医疗点对症处理，3=其他（请注明）。
5. 检测结果：请注明病原学检测类型。
6. 报送时限要求：驻点医务人员于每日16：00前向卫生保障人员报告前一日16：00时至当日16：00时症状监测病例一览表。

表 5-2　传染病症状监测每日汇总表（赛区疾病预防控制中心用）

日期	会场、宾馆、酒店	就诊人数（人）	发热（人）	乏力（人）	咳嗽（人）	咽痛（人）	皮疹（人）	腹泻（人）	呕吐（人）	黄疸（人）	结膜充血（人）	出现监测症状病例身份			疑似传染病例（人）
												运动员（人）	工作人员（人）	其他（人）	
合计															

报送要求：

1. 赛区疾病预防控制中心收集各驻点医疗机构传染病症状监测病例一览表，并进行信息核对。

2. 赛区疾病预防控制中心将各驻点医疗机构传染病症状监测病例一览表核实汇总后，上报市疾病预防控制中心。

128

第六部分　传染病异常报告处置流程图

传染病异常报告处置流程图见图6-1。

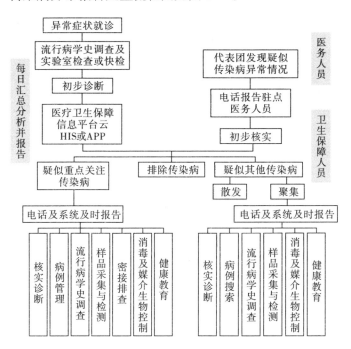

图6-1　传染病异常报告处置流程图

注：1. 异常症状：发热、咳嗽、腹泻、呕吐、皮疹、黄疸、结膜红肿、咽痛等。
2. 疑似重点关注传染病：疑似（确认）鼠疫、霍乱、传染性非典型肺炎、肺炭疽、新型冠状病毒感染、猴痘、疟疾、登革热、中东呼吸综合征、埃博拉病毒病、拉沙热、基孔肯雅热及其他经专家评估需要重点关注的传染病。
3. 病例管理：疑似（确认）鼠疫、霍乱、肺炭疽、传染性非典型肺炎、中东呼吸综合征、埃博拉病毒病及其他经专家评估需要隔离的病例。
4. 密接排查：疑似（确认）鼠疫、霍乱、肺炭疽、传染性非典型肺炎、中东呼吸综合征、埃博拉病毒病及其他经专家评估需要排查密接的疾病。

第七部分 通用型调查表

流行病学个案调查表（通用型中文版）见表7-1。

表7-1 流行病学个案调查表（通用型中文版）

一、基本信息

1. 姓名：_____

2. 性别：（1）男　（2）女

3. 年龄：_____岁

4. 国籍：_____

5. 代表团：_____

6. 联系电话：_____　电子邮箱：_____

7. 现住址：_____（具体到房间号）

8. 身份：（1）运动员　（2）国外随队人员　（3）国内工作人员

（4）志愿者　（5）观众　（6）其他_____

二、发病情况

1. 发病时间：_____年___月___日___时

2. 临床表现：

□发热：体温（范围）____℃　□寒战　□咳嗽　□咳痰　□咽痛

□头痛　□鼻塞　□流涕　□肌肉酸痛　□关节酸痛　□乏力

□胸闷　□气促　□呼吸困难

□腹泻：频次_____次/天，性状_____　□腹痛

□呕吐　□黄疸　□皮疹（部位与类型）_____

□出血（部位）_____　□其他_____

---

3. 就诊地点：＿＿＿＿＿＿＿＿＿＿

三、流行病学史

1. 本次发病前 21 天内，您居住、旅行过的国家或地区有哪些？＿＿＿＿＿＿

2. 本次发病前 21 天是否接触过类似症状患者：＿＿＿＿＿＿

四、快检结果

新冠快检＿＿＿＿　流感快检＿＿＿＿　诺如快检＿＿＿＿　其他＿＿＿＿

五、诊断与处置

1. 初步诊断：（1）＿＿＿＿＿　（2）＿＿＿＿＿　（3）＿＿＿＿＿

2. 处置措施：（1）转到定点医院＿＿＿＿＿　（2）自行服药观察

　（3）带药离开　（4）其他＿＿＿＿＿

六、其他补充材料

调查单位：＿＿＿＿＿＿＿　　　调查时间：＿＿＿＿年＿＿月＿＿日

调查者：＿＿＿＿＿＿＿　　　　联系方式：＿＿＿＿＿＿＿

流行病学个案调查表（通用型英文版）见表 7-2。

表 7-2　流行病学个案调查表（通用型英文版）

Epidemiological Case Investigation Form

（English Version for General Purpose）

Ⅰ. **Basic Information**

1. Name：＿＿＿＿＿＿

2. Sex：（1）Male　（2）Female

3. Age：＿＿＿＿＿＿

4. Nationality：＿＿＿＿＿＿＿

5. Delegation：＿＿＿＿＿＿＿

6. Tel.：＿＿＿＿＿＿＿　　E-mail：＿＿＿＿＿＿＿

7. Current address：＿＿＿＿＿＿＿＿＿　（Please specify room number）

8. Identity：＿＿＿＿＿＿

　（1）Athletes　（2）Delegation officials　（3）Domestic workforce

　（4）Volunteers　（5）Spectators　（6）Others＿＿＿＿＿＿

Ⅱ. **Information About the Disease**

1. Time of onset: _____ o'clock, _____ DD/_____ MM/_____

   _____YY

2. Signs and Symptoms

   ☐Fever: Body temperature（range）____ ℃ ☐Chills

   ☐Cough ☐Expectoration ☐Sore throat ☐Headache

   ☐Nasal congestion ☐Runny nose ☐Sore muscles

   ☐Joint pain ☐Asthenia ☐Chest distress ☐Tachypnea

   ☐Dyspnea ☐Diarrhea: Frequency _____

   times/day Symptom _____

   ☐Abdominal pain ☐Vomiting ☐Jaundice

   ☐Rash（body part and type）_____

   ☐Hemorrhage（body part）_____ ☐Others _____

3. Place of treatment _____

Ⅲ. **Past Experience with Epidemics**

1. Which country or region did you live in or travel to within 21 days prior to symptom onset? _____

2. Did you have any contact with patients with similar symptoms within 21 days prior to symptom onset? (If so, please specify the diseases): ____

   _____

Ⅳ. **Results of Rapid Diagnostic Tests**

COVID-19 Rapid Test _____ Influenza Rapid Test _____ Norovirus Rapid Test _____ Others _____

Ⅴ. **Diagnosis and Treatment**

1. Preliminary diagnosis: (1) _____ (2) _____

   (3) _____

2. Treatment: (1) Transfer to a designated hospital

   (2) Self-administration of medication for observation

   (3) Leave with medicine (4) Others

VI. Other SupplementaryInformation
Investigated by: _____ Investigated on: ___DD/___MM/___YY
Investigator: _____ Tel. : _____

流行病调查一览表见表7-3。

表7-3 流行病调查一览表

序号	基本信息						临床症状								采样检测			临床处置		调查人员	
	发现场所	姓名	性别	年龄	职业	联系方式	代表团/业务口/工作组	发病时间（小时）	发热（℃）	咳嗽	咽痛	呕吐（次）	腹泻（次）	皮疹	结膜充血	其他（请备注）	采样时间	结果	是否重症	1. 医疗点处置；2. 转往定点医院（医院名称）	临床诊断	调查人员	联系方式

备注：1. 发现场所：患者被发现异常时所在场所，如××体育馆、大运村等。
2. 代表团/业务口/工作组：填写清楚患者所属组织，方便后续可能开展的病例搜索，如××国代表团、××食堂工作人员、××场馆安保人员等。

第八部分 信息报告模板

一、单个病例信息报告模板（重点关注传染病）

【单个病例（重点关注传染病）模板一】

8月6日13时，××大运村医疗中心报告1名疑似登革热病例，目前病情较为稳定。病例为××代表团成员，××国家人，居住在大运村××栋××。目前病例拟转至定点医院进一步救治，实验室检查及流行病学调查正在进行。

注：报告要素为什么时间、什么地点报告了一个什么病例。

【单个病例（重点关注传染病）模板二】

8月6日13时，××大运村医疗中心报告1名疑似登革热病例。病例以突发高热、剧烈头痛、眼眶痛及全身肌肉痛等症状为主，发病时间为6日8时，目前病情较为稳定。

病例为××代表团成员，××国家人，居住在大运村××栋××，另有同寝室室友1人。目前病例已转至定点医院进一步救治，实验室检查及流行病学调查正在进行。

注：报告要素为什么时间、什么地点报告了一个什么病例，临床严重程度，简单流行病学史及初步处置。

【单个病例（重点关注传染病）模板三】

8月6日，××大运村医疗中心报告1名疑似登革热病例，市（区）疾病预防控制中心驻点人员迅速开展调查处置，截至 6 日 20 时，相关情况报告如下：

一、基本情况

病例以突发高热、剧烈头痛、眼眶痛及全身肌肉痛等症状为主，发病时间为 6 日 8 时，目前病情较为稳定（病例主要发病时间、临床症状及严重程度描述，新型冠状病毒感染增加既往感染史描述）。

病例为××代表团成员，××国家人，居住在大运村××栋××，另有同寝室室友 1 人。2023 年 8 月 1 日病例由××国家××城市经××机场入境，既往居住地为登革热流行区，1 个月内在居住地周围出现过登革热病例（病例国籍、来源地及可疑暴露史描述）。

二、已采取措施

1. 病例管理情况：病例转至定点医院进一步救治等。

2. 病例搜索情况或密接排查情况：共搜索疑似病例××人，检测结果为××。共监测密切接触者××人，其中××人出现类似症状，检测结果为××（有需要再描写）。

3. 实验室检查：采集病例××样品开展××检测，结果为××。

4. 现场蚊媒监测及消杀情况等。

三、初步调查结论

结合病例流行病学证据、临床表现及实验室检查结果，诊断为登革热。

四、下一步工作建议

1. 做好病例管理。

2. 采取针对性防控措施。

3. 加强病例涉及重点场所的通风消毒。

4. 加强健康监测，一旦发现异常及时排查处置。

二、聚集性事件信息报告模板

【聚集性事件信息报告模板一】

8月6日8时—13时，××大运村医疗中心报告4名发热病例，目前病情较为稳定。病例均为××代表团成员，××国家人，居住在大运村××栋××、××房间。目前病例拟开展新冠快检等，实验室检查及流行病学调查正在进行。

注：报告要素为什么时间、什么地点报告了一个什么事情。

【聚集性事件信息报告模板二】

8月6日8时—13时，××大运村医疗中心报告4名发热病例。病例以发热、咽痛等症状为主，4名病例新型冠状病毒抗原检测均为阳性，目前病情较为稳定。

病例均为××代表团成员，均为××国家人，居住在大运村××栋××（××人）、××栋××（××人）。发病时间为8月4日8时—8月6日6时。所有病例发病前21天有××国家或地区居住史、类似患者接触史、可疑动物接触史、共同就餐史等。

注：报告要素为什么时间、什么地点报告了一个什么病例，临床严重程度，简单流行病学史及初步处置。

【聚集性事件信息报告模板三】

8月6日，××大运村医疗中心报告多名新型冠状病毒感染病例/发热聚集性疫情/胃肠道聚集性疫情。市（区）疾病预防控制中心驻点人员迅速开展调查处置，截至6日20时，相关情况报告如下：

一、基本情况

8月6日15时××大运村医疗中心共报告××例新型冠状病毒感染病例，均为轻型。病例以发热、咽痛等症状为主，门诊治疗后好转，未报告重症、死亡病例。××例病例中有××人曾感染过新型冠状病毒，其余××人均无明确的既往感染史（病例人数、主要临床症状及严重程度描述，新型冠状病毒增加既往感染史描述）。

病例均为××代表团成员，均为××国家人。发病时间从 8 月 4 日至 8 月 6 日，散在发病，单日最高发患者数为××人。居住在大运村××栋××（××人）、××栋××（××人），有/无宿舍聚集性。所有病例发病前 21 天有××国家或地区居住史、类似患者接触史、可疑动物接触史、共同就餐史等（三间分布及可疑暴露史描述）。

二、已采取措施

1. 病例管理情况：病例转至定点医院进一步救治/病例转移至单间照护/病例继续居家照护。

2. 病例搜索情况或密接排查情况：共搜索疑似病例××人，检测结果为××。共监测密切接触者××人，其中××人出现类似症状，检测结果为××（有需要再描写）。

3. 实验室检查：采集××名病例××样品开展××检测，结果为××。

4. 现场蚊媒监测及消杀情况等。

三、初步调查结论

1. 经综合研判，本起事件为新型冠状病毒感染导致的聚集性疫情/排除聚集性疫情。

2. 后续疫情形势及整体风险。

四、下一步工作建议

1. 做好病例管理。

2. 采取针对性防控措施。

3. 加强病例涉及重点场所的通风消毒。

4. 加强健康监测，一旦发现异常及时排查处置。

第九部分 采样和个人防护

表 9—1 采样和个人防护

类别	病种	采样类型	采样量	送样条件	检测单位	防护要求
呼吸道传染病	新型冠状病毒感染	咽拭子、鼻拭子或鼻咽拭子	/	2~8℃条件下，及时送样	县（区）疾病预防控制中心	2级防护
	流行性感冒	咽拭子、鼻拭子或鼻咽拭子	/	2~8℃条件下，及时送样	县（区）疾病预防控制中心	标准防护＋N95口罩
	中东呼吸综合征	咽拭子、鼻拭子、鼻咽或气管抽取物、痰液	/	2~8℃条件下，及时送样	市疾病预防控制中心	2级防护
	水痘	咽拭子、疱疹表面和（或）渗出物的拭子、疱疹液	/	2~8℃条件下，及时送样	市疾病预防控制中心	标准防护＋N95口罩
	传染性非典型肺炎	咽拭子、鼻拭子、鼻咽或气管抽取物、痰液	/	2~8℃条件下，及时送样	市疾病预防控制中心	2级防护
呼吸道传染病	麻疹	全血、咽拭子、鼻拭子或鼻咽拭子	全血 5mL	含分离胶的真空采血管收集血清；2~8℃条件下，及时送样	县（区）疾病预防控制中心	标准防护＋N95口罩

139

续表9－1

类别	病种	采样类型	采样量	送样条件	检测单位	防护要求
肠道传染病	霍乱	粪便、肛拭子或呕吐物	粪便、呕吐物1～3mL	置于密闭无菌容器内，应在2小时内尽快送检	县（区）疾病预防控制中心	标准防护
	其他感染性腹泻（诺如病毒病）	粪便/肛拭子	5g/肛拭子上有肉眼可见粪便	冷藏或冷冻条件下尽快运送至实验室	县（区）疾病预防控制中心	标准防护
虫媒及其他疾病	登革热	血液	5mL	含分离胶的真空采血管收集血清；2～8℃条件下，及时送样	县（区）疾病预防控制中心	防皮肤裸露
	基孔肯雅热	血液	5mL	含分离胶的真空采血管收集血清；2～8℃条件下，及时送样	市疾病预防控制中心	防皮肤裸露
	黄热病	血液	5mL	含分离胶的真空采血管收集血清；2～8℃条件下，及时送样	市疾病预防控制中心	防皮肤裸露
	拉沙热	血液	5mL	含分离胶的真空采血管收集血清；2～8℃条件下，及时送样	省疾病预防控制中心	防皮肤裸露
	寨卡病毒病	血液	5mL	含分离胶的真空采血管收集血清；2～8℃条件下，及时送样	市疾病预防控制中心	防皮肤裸露

续表9-1

类别	病种	采样类型	采样量	送样条件	检测单位	防护要求
虫媒及其他疾病	裂谷热	血液	5mL	含分离胶的真空采血管收集血清，2~8℃条件下，及时送样	市疾病预防控制中心	防皮肤裸露
	马尔堡病毒病	血液	5mL	含分离胶的真空采血管收集血清，2~8℃条件下，及时送样	省疾病预防控制中心	2级防护
	猴痘	咽拭子、病变皮肤、痘疱表面和(或)渗出物的拭子、痘疱液、痘疱表皮或痘痂/血清	全血5mL	含分离胶的真空采血管收集血清，立即送实验室检测。用1.5~2.0mL的无菌带O形橡胶圈的螺旋盖塑料管；根据样本类型选择送样单位	省、市、县(区)疾病预防控制中心	标准防护+N95口罩
	埃博拉病毒病	血液	5mL	含分离胶的真空采血管收集血清，2~8℃条件下，及时送样	省疾病预防控制中心	2级防护
	疟疾	血液	3mL×2	含EDTA的抗凝真空采血管采集，2~8℃条件下，及时送样	省、市、县(区)疾病预防控制中心	防皮肤裸露
	鼠疫	淋巴结穿刺液、血液、痰液、咽部或眼分泌物、脑脊液、粪便、水疱或脓疱内容物、溃疡面和痂皮下创面涂抹样	全血5mL	含分离胶的真空采血管收集血清，2~8℃条件下，及时送样	省、市疾病预防控制中心	2级防护

续表 9-1

类别	病种	采样类型	采样量	送样条件	检测单位	防护要求
虫媒及其他疾病	炭疽	伤口分泌物或渗出液、皮肤出血点、血液、脑脊液、皮肤病灶、粪便与呕吐物（肺炭疽采集痰液或呼吸道分泌物）	全血 5mL	含分离胶的真空采血管收集血清，2~8℃条件下，及时送样	县（市、区）疾病预防控制中心	皮肤炭疽：标准防护；肺炭疽：2级防护

第十部分 传染病基础知识表

表 10—1 传染病基础知识表

疾病名称	传染病级别	流行病学		易感人群	临床症状及体征	潜伏期		病例管理要求	密接管理
		病原体	主要传播途径			常见	最短~最长		
新型冠状病毒感染	乙类	新型冠状病毒	呼吸道飞沫、密切接触	全人群	发热、咽干、咽痛、肌肉酸痛、咳嗽（或）味觉减退和味觉丧失、鼻塞、流涕、腹泻、结膜炎	奥密克戎变异株 2～4 天	1~14 天	无强制隔离依据，发病期自我管理，建议非必要不外出	变异株密切接触核心健康监测5天
流感	乙类	流感病毒	飞沫	全人群	发热、头痛、肌痛和全身不适	2~4 天	/	发病期自我管理，病例症状消失后48小时可复学/复工	/
传染性非典型肺炎	乙类甲管	SARS病毒	患者：极少数患者在刚出现症状时即具有传染性，一般情况下随病程逐渐增强，在第 2 周前最具有传染性	短距离主要的飞沫传播是主要传播途径，另外还包括气溶胶传播、消化道传播、直接接触传播	全人群，医护人员是高危人群	儿乎都有发热（大于38℃）、咳嗽（干咳）、全身症状	2~10 天	1~14 天	患者应当集中收治 7 天以上，体温正常、症状改善、胸片吸收	医学观察隔离（家庭、必要时集中）14 天

143

续表10-1

疾病名称	传染病级别	病原体	流行病学			临床症状及体征	潜伏期		病例管理要求	密接管理
			传染源	主要传播途径	易感人群		常见	最短～最长		
风疹	丙类	风疹病毒	患者	飞沫、母婴传播	孕妇、早期胎儿	低热或中度发热，发疹、淋巴结肿大	18天	14～21天	自发病至出疹后5天	/
水痘与带状疱疹	丙类	水痘—带状疱疹病毒	患者	飞沫、直接接触传播	全人群，1～5岁儿童发病最多	疱疹先位于躯干，向心性分布。带状疱疹是沿身体单侧体表神经分布的相应皮肤区域出现呈带状的成簇水疱，常见于胸部，有局部剧烈疼痛	14～16天	10～21天	水痘疱疹完全结痂，痂皮干燥，痂皮脱落至发病后14天	/
中东呼吸综合征	其他	中东呼吸综合征冠状病毒	中东地区，单峰骆驼和患者；其他国家，患者	人可能通过接触含有病毒的单峰骆驼的分泌物、排泄物（尿、粪便）、未煮熟的乳制品或肉而感染。而人间主要通过飞沫经呼吸道传播，也可通过密切接触患者的分泌物或排泄物而传播	全人群	发热、畏寒、乏力、头痛、肌痛等	5～6天	2～14天	医院隔离治疗，体温基本正常，临床症状好转，病原学检测两阴性，连续2～4次，可出院或转至其他相应科室其他疾病	实行隔离医学观察，与患者末次接触后14天

续表10—1

疾病名称	传染病级别	病原体	流行病学			临床症状及体征	潜伏期		病例管理要求	密接管理
			传染源	主要传播途径	易感人群		常见	最短～最长		
霍乱	甲类	霍乱弧菌O1和O139	患者和带菌者	粪—口传播，密切接触传播	全人群	古典型和O139型症状重；埃尔托型腹泻、呕吐，无剧烈腹泻后吸吐，少有发热；O139型可有发热、腹痛	1～2天	数小时至5天	医学隔离治疗；停用抗生素后连续2次（可每天1次）大便/肛拭子培养阴性则发病后7天	医学观察5天，不参聚餐、聚会等活动，至少开展一次大便或肛拭子霍乱弧菌培养检测
细菌性痢疾	乙类	痢疾杆菌	患者和带菌者	粪—口传播	全人群	寒战、高热、腹泻、里急后重、脓血样便，畅水样便常伴肠鸣音亢进和左下腹压痛	1～3天	数小时至7天	症状消失，连续2次粪便培养阴性	/
伤寒、副伤寒	乙类	伤寒沙门菌，甲、乙、丙型副伤寒沙门菌	患者和带菌者（潜伏期十3个月内的暂时带菌十3个月以上的慢性带菌）	粪—口传播	全人群	1.初期，发热，2.极期，持续性高热（40～41℃），并出现特殊神经系统症状、中毒面容、相对缓脉、皮肤玫瑰疹、肝脾肿大、消化系统症状；3.缓解期；4.恢复期	伤寒，7～14天；副伤寒甲、乙平均8～10天，副伤寒丙1～3天	伤寒，3～60天；副伤寒，2～15天	临床症状消失后，隔5天查便、尿培养，2次阴性可以解除隔离	/
甲肝	乙类	甲肝病毒	急性临床患者和亚临床型感染者	粪—口传播	全人群	乏力、厌食、恶心、呕吐等症状，随后出现黄疸、小便深黄、大便灰白、皮肤巩膜黄染、肝脾大、体温升高	4周	2～6周	发病日起3周	/

续表10—1

疾病名称	传染病级别	病原体	流行病学			临床症状及体征	潜伏期		病例管理要求	密接管理
			传染源	主要传播途径	易感人群		常见	最短～最长		
诺如病毒感染	丙类	诺如病毒	患者、隐性感染者和病毒携带者	粪—口传播，密切接触传播，经食物和经水传播	全人群	最常见症状是腹泻和呕吐，其次为恶心、腹痛、头痛、发热、畏寒和肌肉酸痛等	0.5～2.0天	1～2天	直到症状消失后至少72小时	/
急性出血性结膜炎	丙类	新型肠道病毒70型或柯萨奇病毒A24型变种	患者	接触传播	全人群	常双眼先后或同时发病，自觉眼红很快增重，眼红、刺痛、异物感、伴畏光、流泪及水样分泌物，有时为血性分泌物	12～48小时	数小时至6天	隔离治疗至症状消失或症状出现后7天	/
登革热	乙类	登革病毒	患者、隐性感染者	伊蚊传播（病毒在成蚊体内经8～10天的增殖后获得感染力，被感染数子终生均能传播病毒）	全人群	1. 急性发热期：束臂试验阳性、高热、头痛、眼眶痛、肌肉关节痛、皮疹、双峰热；2. 极期：出血较多	5～9天	1～14天	防蚊隔离至病程超过5天，并且退热24小时以上	/
基孔肯雅热	其他	基孔肯雅病毒	患者、隐性感染者	埃及伊蚊和白纹伊蚊	全人群	突然发热，经常伴有关节痛，其他症状的前兆包括肌肉疼痛、头痛、恶心、心、疲劳和皮疹	3～7天	2～12天	防蚊隔离至发病后5天	/

续表10—1

疾病名称	传染病级别	病原体	流行病学			临床症状及体征	潜伏期			病例管理要求	密接管理
			传染源	主要传播途径	易感人群		常见	最短～最长			
拉沙热	其他	拉沙病毒	以多乳鼠为主，其次还有黑家鼠和小鼷鼠	人类通常通过接触受感染鼠的排泄物感染拉沙病毒。拉沙病毒还可以通过直接接触拉沙热患者的血液、尿液、粪便或其他身体分泌物，在人际间传播。尚无流行病学证据支持人际通过空气传播	全人群	起初是发热、全身无力和不适，几天后可能出现头痛、喉咙痛、肌肉疼痛、胸痛、恶心、呕吐、腹泻、咳嗽以及腹痛，发热、咽留热或结膜充张表，常见眼部和结膜的炎症和渗出	10天	6～21天	定点医疗机构隔离治疗，严密隔离至少3～4周。	隔离观察3周
塞卡病毒病	其他	塞卡病毒	患者、无症状感染者和感染塞卡病毒的非人灵长类动物是该病的可能传染源	埃及伊蚊	全人群	发热、皮疹（多为斑丘疹）、结膜炎、关节痛及肌肉痛等，感染塞卡病毒后，80%的人为隐性感染	3～12天	3～14天	防蚊隔离期限为从发病之日起至患者血液标本中连续两次病毒核酸检测阴性，2次实验室检测间隔至少24小时；如果缺乏实验室检测条件，则防蚊隔离至发病后10天	/
马尔堡病毒病	其他	马尔堡病毒	受病毒感染的动物是重要的传染源。人类在偶然情况下被感染后可成为重要的传染源	主要经密切接触传播，还可通过注射途径气溶胶和各种性接触传播	全人群	发热、肌肉酸痛、腹泻、出血、皮肤无血性皮疹	3～9天	2～21天	在传染病专业医院进行严格隔离治疗	就地实行留留医学观察

续表10—1

疾病名称	传染病级别	流行病学		易感人群	临床症状及体征	潜伏期		病例管理要求	密接管理
		病原体	传染源	主要传播途径			常见	最短～最长		
黄热病	其他	黄热病毒	城市型的主要传染源为患者及隐性感染者，丛林型的主要传染源为猴及其他灵长类	蚊叮咬感染病毒的人或非人灵长类动物后，经8～12天可传染他人。受感染的蚊可终生携带病毒，并可经卵传代。城市型黄热病传播媒介主要是埃及伊蚊	全人群	寒战、发热	3～6天	可长达10天	有效防护隔离；体温正常、临床症状缓解后血液核酸检查2次阴性（间隔24小时以上）；不具备核酸检测条件者，病程不少于10天方可出院	/
流行性出血热	乙类	汉坦病毒	啮齿动物（为主）、食虫目、兔形目、食肉目、偶蹄目动物	气溶胶传播（为主）、消化道传播、接触传播、虫媒传播（不是垂直是螨螨、恙螨）	全人群	发热期、低血压休克期、少尿期、多尿期、恢复期	7～14天、2周多见	4～46天	/	/
埃博拉病毒病	其他	埃博拉病毒	患者是主要传染源，尚未发现潜伏期患者有传染性。感染埃博拉病毒的非人灵长类动物也是主要传染源	接触传播是本病最主要的传播途径（接触动物和感染者的血液、体液、分泌物、排泄物及其污染物通过气溶胶感染，也可注射途径传播和性传播）	全人群	1. 急性发热期：高热、畏寒、头痛、恶心、呕吐、腹泻、腹痛、肌痛、咽痛、呼吸困难等持续高热、感染中毒症状。病程5～7天出现麻疹样皮疹，以前胸、手心和脚掌多见。90%的死亡患者在发病后12天内死亡（7～14天）；2. 极期：持续高热、程度不同	5～12天	2～21天	采取严格的隔离措施，连续2次血液标本核酸检测阴性为止	/

续表10—1

疾病名称	传染病级别	病原体	流行病学			临床症状及体征	潜伏期		病例管理要求	密接管理
			传染源	主要传播途径	易感人群		常见	最短～最长		
猴痘	其他	猴痘病毒	猴痘病毒感染者、感染动物（非洲啮齿类和非人长类动物）	病毒经黏膜和破损皮肤侵入人体。主要通过接触感染动物的呼吸道分泌物、病变渗出物、血液、或破损皮肤、抓伤等其他体液而感染。人与人之间主要通过密切接触传播，亦可在长时间近距离接触时通过飞沫传播，也可以接触被病毒污染的物品而感染。病毒还可通过胎盘从感染孕妇传播给胎儿	未接种过天花疫苗的人群对猴痘病毒普遍易感	1.发病早期出现发热、寒战、头痛、背部疼痛、乏力等前驱症状，和肌痛等出现明显的淋巴结肿大。如90%患者出现浅表淋巴结肿大，颈部、腋窝、腹股沟等；2.发病后1～3天出现皮疹，皮疹经历斑疹、丘疹、疱疹、脓疱疹和结痂几个阶段，不同形态的皮疹可同时存在。病程2～4周；3.结痂脱落后可遗留红斑或色素沉着，甚至瘢痕，瘢痕持续时间可长达数年	6～13天	5～21天	对疑似和确诊病例应严格单人单间隔离。确诊病例隔离至结痂完全脱落	隔离医学观察21天，观察内容包括发热、浅表淋巴结肿大、皮疹等，每天测体温2次
疟疾	乙类	疟原虫	疟疾患者、无症状感染者、动物宿主猴子和带疟原虫的媒介按蚊	按蚊传播、输血传播或母婴传播	全人群	典型的疟疾发作有先后出现寒战、发热、出汗退热的周期性症状。寒战的发作多始于午前后至深夜，偶见于下半晚9点以前，也可见无周期性表现或发热时间间隔不规则	11～40天	10天至数年	在5～10月，疫点患者需按蚊传，同日志患者需开展疫点者室内滞留喷洒	/

第十一部分 传染病诊断辅助表

表 11-1 传染病诊断辅助表

名称	临床症状							流行国家或地区
	发热	咳嗽	咽痛	呕吐	腹泻	皮疹	黄疸	结膜充血	其他症状	
新型冠状病毒感染	√	√	√						部分患者伴肌肉酸痛、嗅觉和（或）味觉减退或丧失、鼻塞、流涕、腹泻、结膜炎等	全球流行
流感	√	√	√						多伴头痛、肌肉关节酸痛、乏力、食欲不振等全身症状，可有鼻塞、流涕、胸骨后不适、颜面潮红、眼结膜充血等，儿童者可有染乙型流感可有呕吐、腹泻，严重者有肺炎、心肌炎、脑炎等	全球均有

150

续表11—1

名称	临床症状								其他症状	流行国家或地区
	发热	咳嗽	咽痛	呕吐	腹泻	皮疹	黄疸	结膜充血		
传染性非典型肺炎	✓								伴畏寒、肌肉关节酸痛、头痛，乏力；咳嗽（表现为干咳）、咽痛少见，严重者呼吸加速、恶心，可有胸闷，部分患者可有腹泻、呕吐等	目前全球未有
风疹	✓					✓		✓	淋巴结肿大、先天性风疹综合征（先天性白内障、心脏畸形和耳聋等）	非洲、东地中海、西太平洋、东南亚均有
水痘及带状疱疹	✓					✓				普遍流行
中东呼吸综合征	✓	✓			✓				肺炎、气促	中东、非洲、南亚
霍乱				✓	✓				脱水、循环衰竭、肌痉挛，严重中毒性循环衰竭、少数病例（多见于儿童）会出现低热	主要在非洲地区流行
菌痢	✓				✓				里急后重、脓血便、畏寒、发热、腹痛等	
伤寒与副伤寒	✓					玫瑰疹			相对缓脉、肝脾大	
甲肝							✓		腹痛、巩膜黄染	

续表11—1

名称	临床症状								其他症状	流行国家或地区
	发热	咳嗽	咽痛	呕吐	腹泻	皮疹	黄疸	结膜充血		
其他感染性腹泻病（诺如病毒感染等）	✓			✓	✓				恶心、腹痛、发热、寒颤和肌肉酸痛等	普遍流行
登革热	✓	✓		✓		✓			头痛、眼眶痛、关节肌肉痛、出血、疲劳乏力	东南亚、美洲和西太平洋地区
基孔肯雅热	✓			✓		✓		✓	关节痛、头痛、肌痛	主要分布于非洲、南亚和东南亚
拉沙热	✓	✓	✓	✓	✓			✓	肌痛及胸部疼痛，严重病例常发生低血压或休克，胸膜腔积液（胸水）、出血、癫痫样发作、脑膜脑炎和颈部水肿，也常伴有蛋白尿和血液浓缩。恢复期可发生暂时性的脱发现象	多发生在几内亚、利比里亚、塞拉利昂以及尼日利亚地区。在中非共和国、利比里亚、尼日利亚、塞拉利昂以前有过暴发的报道。在住民主刚果、几内亚、马里和塞内加尔曾有人感染的迹象
塞卡病毒病	✓				✓	✓		✓	关节痛及肌肉痛	主要流行于拉丁美洲及加勒比、非洲、南亚和太平洋岛国等
马尔堡病毒病	✓	✓		✓	✓	✓			皮下和结膜有出血点及其他部位出血	流行于坦桑尼亚、赤道几内亚等
黄热病	✓			✓			✓	✓	出血、黄疸	主要在中南美洲和非洲的热带地区流行

续表11-1

名称	临床症状								其他症状	流行国家或地区
	发热	咳嗽	咽痛	呕吐	腹泻	皮疹	黄疸	结膜充血		
埃博拉病毒病	√		√	√	√	√		√	乏力、肌痛、极期有不同程度的出血，严重者出现意识障碍、休克等	主要在苏丹、刚果民主共和国、刚果共和国、中非共和国、利比亚、加蓬、尼日利亚、肯尼亚、科特迪瓦、喀麦隆、津巴布韦、乌干达等流行
猴痘	√					√			发病早期有寒战、头痛、嗜睡、乏力、背部疼痛、肌痛，90%患者会出现浅表淋巴结肿大	主要在非洲中、西部热带雨林地带、欧洲、美洲、西太平洋、南亚和地中海东部均有病例报告